AF628280

Martin Storr

Der Ernährungsratgeber
zur FODMAP-Diät

dieser Ratgeber wird empfohlen von der:

Dt. Reizdarmselbsthilfe e.V.

mehr zum Thema auf dem FODMAP-Blog:

www.fodmap-info.de

Martin Storr

Der Ernährungsratgeber zur

FODMAP-Diät

Ärztlich angeraten bei Reizdarm, Weizenunverträglichkeit, Intoleranzen und anderen Verdauungsstörungen

Zuckschwerdt Verlag München

Mit FODMAP-reduzierter Ernährung Reizdarmbeschwerden langfristig unter Kontrolle bekommen

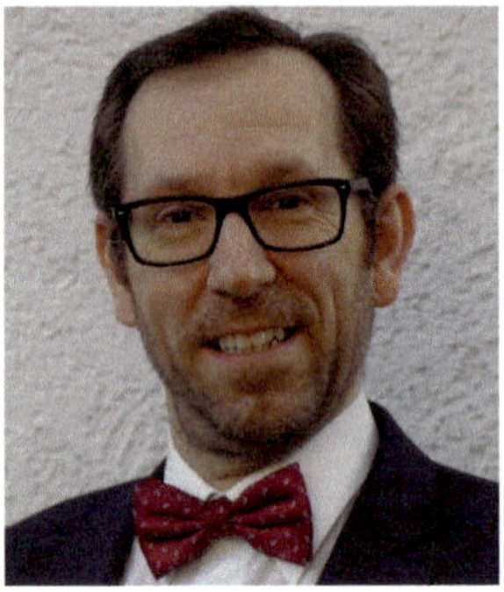

Still und nahezu unbemerkt arbeiten die an der Verdauung beteiligten Organe rund um die Uhr. Wenn alles perfekt funktioniert, bemerken wir, abgesehen vom Schluckakt bei der Nahrungsaufnahme und den täglichen Stuhlgängen zur Entleerung, nichts davon.

Was ist aber, wenn es nicht so reibungslos funktioniert? Was ist los, wenn sich der Darm mit Bauchschmerzen, Blähungen, Durchfall oder Verstopfung meldet? Jeder Darm hat auch mal einen schlechten Tag und nicht jedes Grummeln im Bauch ist sofort ein Hinweis auf eine Erkrankung. Aber wenn sich die schlechten Tage häufen, wenn sich der Darm regelmäßig meldet und die Symptome den Tagesablauf stören oder die Lebensqualität beeinträchtigen, dann ist guter Rat gefragt.

Zunächst führt der Weg zum Hausarzt, dieser koordiniert die Abklärung. Eine Vielzahl von Erkrankungen kann den Symptomen zugrunde liegen. Beginnend bei durch Bakterien verursachten Durchfallerkrankungen und endend bei Darmträgheit mit Verstopfung. Der FODMAP-Ratgeber ersetzt Ihnen keine ärztliche Beratung oder Behandlung, sodass Sie bei Symptomen oder bei Symptomänderungen im Verlauf zunächst immer erst ärztliche Hilfe suchen sollten. Meistens liegen der geänderten Darmfunktion aber keine schwerwiegenden Erkrankungen zugrunde. Sehr häufig wird im Zusammenhang mit solchen Verdauungsbeschwerden dann ein Reizdarmsyndrom diagnostiziert. Fast 15 % der deutschen Bevölkerung haben Symptome eines Reizdarmsyndroms oder vergleichbare Verdauungsbeschwerden.

Viele Betroffene leiden dauerhaft, manchmal sogar lebenslang an diesen Symptomen. Das muss nicht sein. Häufig wird nämlich von den Betroffenen selbst erkannt, dass die Ernährung die Ursache ist oder zumindest einen Auslöser ihrer Symptome darstellt. Es lassen sich aber nur bei den wenigsten Betroffenen Nahrungsmittelallergien oder -unverträglichkeiten finden. Bis vor 10 Jahren gab es keine Diät, mit der solche Verdauungsbeschwerden und die Symptome eines Reizdarmsyndroms ausreichend und dauerhaft gebessert werden konnten. Das ist inzwischen gänzlich anders.

Die FODMAP-Diät basiert auf der Beobachtung, dass manche Kohlenhydrate in unserer Ernährung, die sogenannten FODMAP-Kohlenhydrate, nicht von allen Menschen gut vertragen werden und gerade bei Patienten mit einem sensiblen Darm Symptome verursachen. FODMAP-Kohlenhydrate kommen in verschiedensten Lebensmitteln vor und es geht bei der FODMAP-Diät nicht um eine Unterscheidung in gesund und ungesund, sondern um eine Unterscheidung in gut verdaulich und schlecht verdaulich. Zahlreiche klinische Studien konnten belegen, dass die FODMAP-Diät gut geeignet ist, Verdauungsbeschwerden zu reduzieren und Patienten mit einem Reizdarmsyndrom sowie anderen Verdauungsstörungen exzellent helfen kann, ihre Beschwerden nachhaltig in den Griff zu bekommen. Dabei sind die durch die FODMAP-Diät erzielbaren Erfolge, verglichen mit Medikamenten oder Probiotikatherapien, mehr als gleichwertig, genauer gesagt sogar deutlich besser, preisgünstig und frei von Nebenwirkungen.

Aufgrund der guten Beschwerdekontrolle ist die FODMAP-reduzierte Ernährung inzwischen als weltweiter Standard akzeptiert und in die medizinischen Behandlungsleitlinien aufgenommen. In solchen Leitlinien zählt die FODMAP-Diät als Basistherapie, die vor medikamentösen Therapieformen umgesetzt werden sollte.

Der Ratgeber zur FODMAP-Diät erklärt Ihnen gut verständlich das notwendige Hintergrundwissen und die Wirkungsweisen der FODMAP-Diät und ermöglicht Ihnen einen sanften Einstieg. Zahlreiche einfach umsetzbare Tipps helfen Ihnen bei der Umsetzung. Die Rezeptvorschläge sind speziell auf die im deutschsprachigen Raum vorherrschenden Ernährungsgewohnheiten und Einkaufsmöglichkeiten abgestimmt und erleichtern gerade in der Anfangsphase der Ernährungsumstellung Ihren Alltag, ohne dass Sie sich auf die Suche nach zusätzlichen Rezepten begeben müssen. Für die Anfangsphase ist dies völlig ausreichend. Im

Verlauf werden Sie selbstständig, mit Hilfe unseres BLOGs oder anderer FODMAP-Kochbücher, weitere FODMAP-arme Rezepte ergänzen oder ihre Lieblingsrezepte FODMAP-arm anpassen.

Zu beachten ist, dass die FODMAP-Tabellen Lebensmittel in verträglich und unverträglich sortieren. Bei dieser Bewertung wird von durchschnittlichen Portionsgrößen ausgegangen. Hier ist Ihre aktive Mitarbeit gefragt, denn die Anpassung der Portionsgrößen an Ihren Alltag liegt in Ihrer Hand und in Ihrem Bauchgefühl. Wenn hierbei individuelle Fragen auftreten, dann hat sich eine ergänzende persönliche Ernährungsberatung als zielführend herausgestellt.

Ich wünsche Ihnen eine hilfreiche Lektüre und einen perfekten Start in Ihre beschwerdefreie Zukunft.

München im Januar 2023

Prof. Dr. med. Martin Storr

Kontakt zum Autor: FODMAP@gmx.de

Inhalt

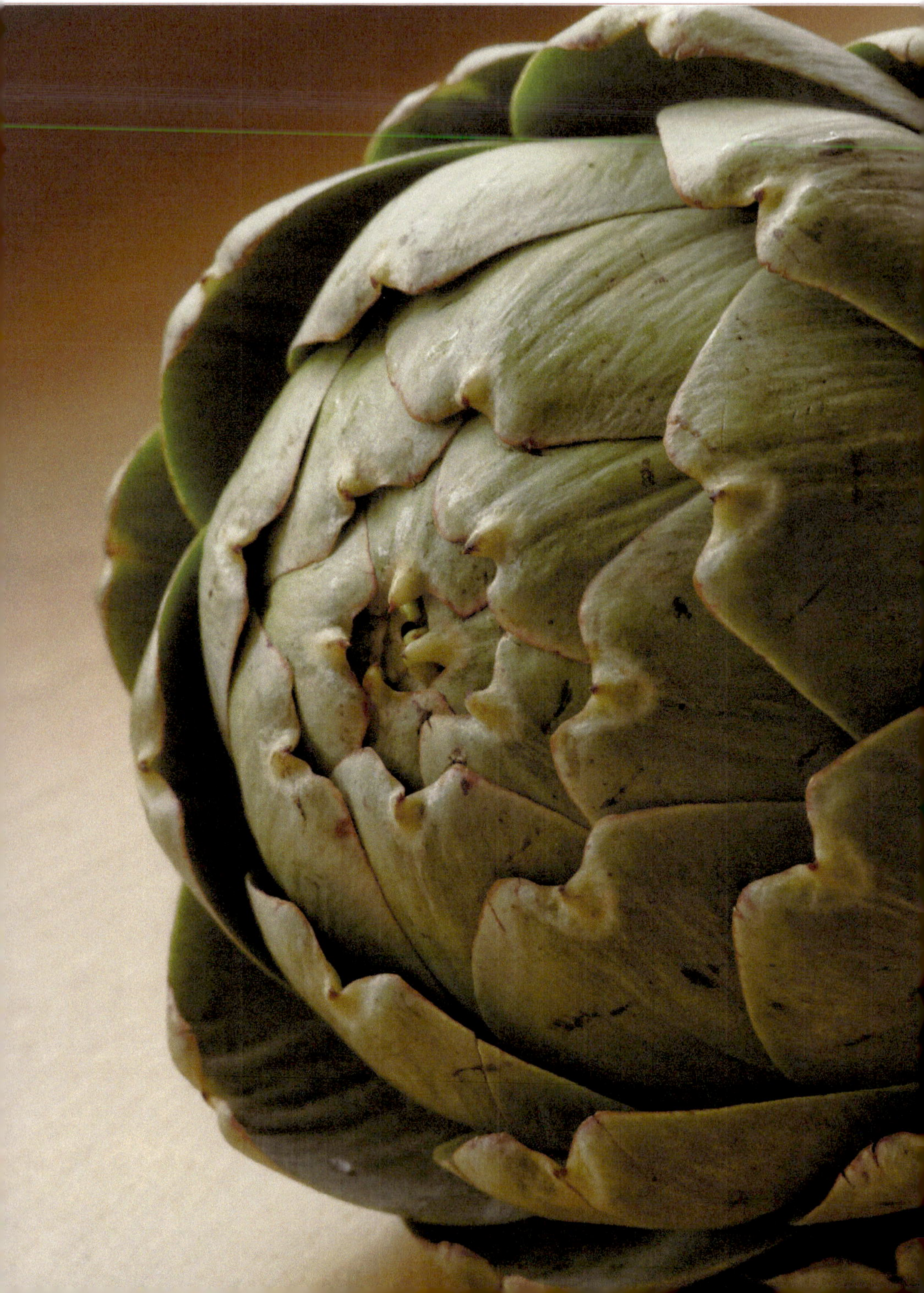

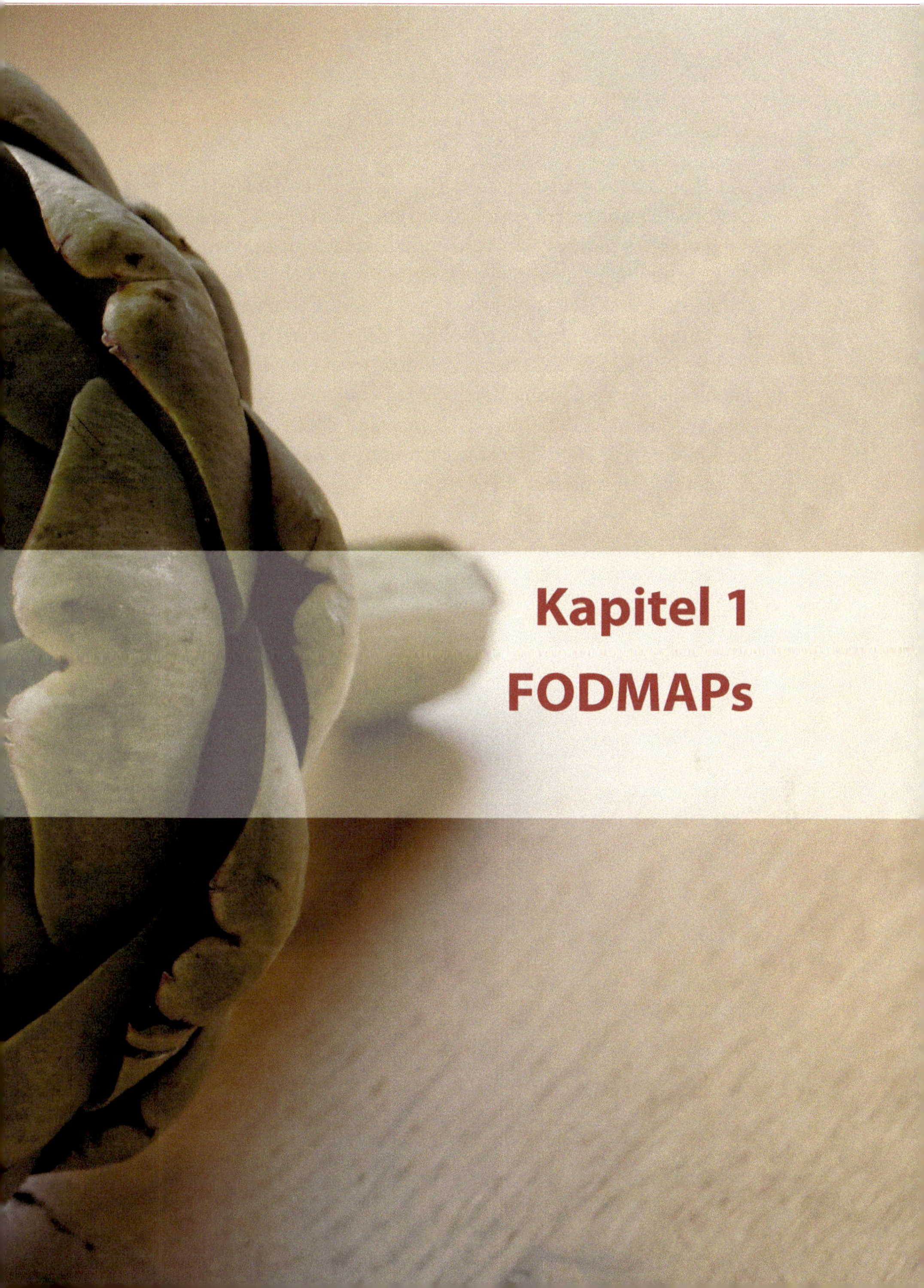

Kapitel 1
FODMAPs

Was ist die FODMAP-Diät?

Die FODMAP-Diät, oder besser gesagt, die FODMAP-reduzierte Diät, basiert auf einem neuen Diätprinzip, das speziell zur Vermeidung und Behandlung von Verdauungsbeschwerden entwickelt wurde. Ursprünglich wurde die FODMAP-Diät zur Behandlung der Symptome von chronisch entzündlichen Darmerkrankungen wie Morbus Crohn und Colitis ulcerosa sowie dem Reizdarmsyndrom entwickelt. Sie kann aber auch bei anderen Erkrankungen eingesetzt werden, die mit ähnlichen Verdauungsbeschwerden einhergehen. Symptome, die sehr gut durch die FODMAP-Diät gebessert oder verhindert werden, sind Blähungen, Flatulenz, Bauchschmerzen, weicher Stuhl, häufiger Stuhldrang, Durchfall und Verstopfung.

> ! Bei einer FODMAP-Diät werden vor allem Lebensmittel verzehrt, die wenig FODMAPs enthalten. Lebensmittel, die viele FODMAPs enthalten, werden vermieden. Dadurch verringern sich die Verdauungsbeschwerden.

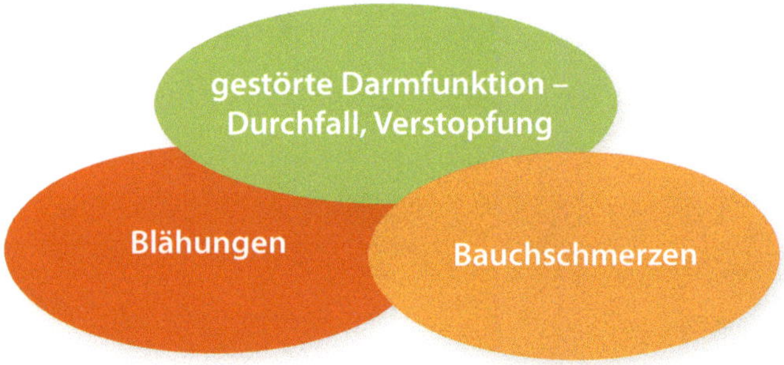

Die FODMAP-Diät kann bei Verdauungsbeschwerden wie Blähungen, Durchfall, Verstopfung und Bauchschmerzen helfen.

Was sind FODMAPs?

Das Akronym FODMAP kommt aus dem Englischen und ist eine Abkürzung für fermentierbare Oligo-, Di- und Monosaccharide sowie Polyole (engl. fermentable oligo-, di- and monosaccharides and polyols).

Der Begriff FODMAP beschreibt also eine Gruppe von kurzkettigen Kohlenhydraten und sogenannten Zuckeralkoholen, die fermentierbar sind oder anders gesagt, die vergärbar sind. In diesem Zusammenhang heißt Gärung, dass Nahrungsbestandteile mithilfe von Enzymen zersetzt werden, die in diesem Fall von Bakterien stammen. All die unter dem Begriff FODMAP zusammengefassten Nahrungsbestandteile kommen in unserer Ernährung entweder natürlich vor oder werden unserer Ernährung im Rahmen der Lebensmittelherstellung zugesetzt.

Die FODMAPs sind nicht giftig oder gefährlich, sie können aber an der Entstehung von Verdauungsbeschwerden beteiligt sein.

F	fermentierbare	vergärbare
O	Oligosaccharide	Mehrfachzucker*
D	Disaccharide	Zweifachzucker
M	Monosaccharide	Einfachzucker
A	and	und
P	Polyole	Polyole

* Mehrfachzucker bestehend aus 3 bis 10 Einfachzuckern

Eine Gruppe von Ärzten und Ernährungswissenschaftlern aus Australien hatte 2005 die Hypothese aufgestellt, dass bei Patienten mit entzündlichen Darmerkrankungen die Ernährung, genauer gesagt, die in der Nahrung enthaltenen FODMAPs, für die Entstehung und die Verschlimmerung von Verdauungsbeschwerden verantwortlich sind. Dieser Hypothese lagen sowohl eigene Beobachtungen als auch die Auswertung zahlreicher Ernährungsprotokolle von Patienten mit eben solchen entzündlichen Darmerkrankungen zugrunde. In den Ernährungsprotokollen wurde erkannt, dass die Patienten ein Übermaß an FODMAP-reichen Nahrungsmitteln zu sich nahmen und diese Beobachtung bildete die Grundlage für die FODMAP-Hypothese.

Die FODMAPs sind eine bunte Gruppe von Nahrungsbestandteilen. Verdauungstechnisch haben die FODMAPs drei wesentliche Gemeinsamkeiten:

Aufnahme im Dünndarm ist erschwert oder unmöglich

FODMAPs werden im Dünndarm nicht bzw. kaum aufgenommen. Dafür gibt es zahlreiche Gründe:

- Entweder sind die Moleküle zu groß, um die Darmwand zu passieren, dies trifft z. B. für die Polyole zu, oder
- die Transportkapazitäten durch die Darmwand sind begrenzt, dies trifft z. B. für die Fruktose zu, oder
- die Enzymaktivität, die notwendig ist, um einen Transport durch die Darmwand zu ermöglichen, ist limitiert, dies trifft z. B. auf die Laktose zu, oder
- eine entsprechende Enzymaktivität gibt es nicht, dies trifft z. B. für die Fruktane und die Galaktane zu.

Hohe Wasserbindungskapazität

Die FODMAPs sind kleine Moleküle und können so sehr viel Wasser binden, man spricht daher von einer sehr hohen Wasserbindungskapazität. Dies führt dazu, dass sich Flüssigkeit im Darm ansammelt. Das wiederum führt zu einer erhöhten Transportgeschwindigkeit im Darm mit häufigeren Stuhlgängen und weicherem Stuhl, bis hin zu Durchfall.

Schnelle Vergärung

Alle FODMAPs werden durch Bakterien schnell vergärt. Wie schnell die bakterielle Vergärung abläuft, hängt von der Länge der Kohlenhydratketten ab. Die FODMAPs sind allesamt kurzkettig, werden daher schnell vergärt und führen dadurch schnell zu Symptomen.

Sind alle Kohlenhydrate FODMAPs?

Kohlenhydrate kommen in der Ernährung in verschiedensten Formen vor. Dabei werden Einfachzucker, wie Glukose und Fruktose, Zweifachzucker, wie Saccharose und Laktose und Vielfachzucker unterschieden. Bei den Vielfachzuckern kann nochmals in kurzkettige und langkettige Vielfachzucker unterschieden werden. Unter den langkettigen Vielfachzuckern finden sich verdauliche Vielfachzucker wie z. B. Stärke und unverdauliche Vielfachzucker wie z. B. Zellulose, aus der pflanzliche Zellwände aufgebaut sind.

Bei den meisten FODMAPs handelt es sich um Kohlenhydrate, aber der Umkehrschluss, dass alle Kohlenhydrate FODMAPs sind, trifft nicht zu. Vielmehr sind Kohlenhydrate ein wichtiger Bestandteil unserer Ernährung. Bei den FODMAP-Kohlenhydraten handelt es sich um eine gut definierte Gruppe von kurzkettigen Kohlenhydraten.

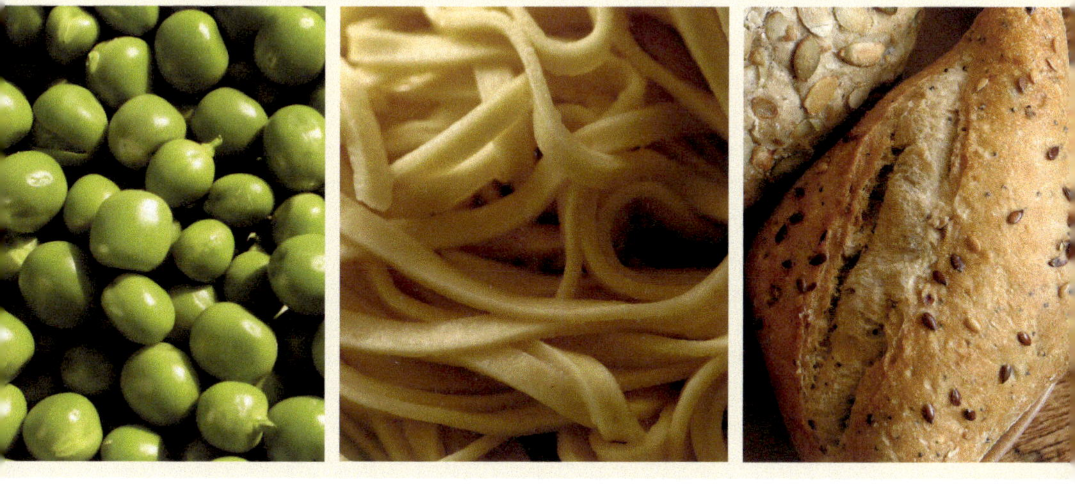

FODMAP-reiche Lebensmittel enthalten meist kurzkettige Kohlenhydrate, die im Dünndarm schlecht aufgenommen werden können.

Wie verursachen FODMAPs Symptome?

Bei den FODMAPs handelt es sich um kurzkettige Kohlenhydrate und Zuckeralkohole, die mäßig bis kaum verdaulich sind und daher nahezu unverdaut den Dünndarm passieren und in den Dickdarm gelangen. Im Dickdarm werden die FODMAPs durch die Darmbakterien, auch Darmflora genannt, vergärt. Bei der Vergärung werden die FODMAPs zersetzt. Dabei entstehen Energie und verschiedene Abbauprodukte – auch viele Gase wie zum Beispiel Wasserstoff. Gase, die sich im Darminnern befinden, verursachen Symptome, allen voran Blähungen und Flatulenz. Beide Symptome werden sehr häufig von Patienten mit einem Reizdarmsyndrom, aber auch mit anderen Darmerkrankungen angegeben.

Da FODMAPs auch in jeder ausgeglichenen Ernährung vorkommen, geht die FODMAP-Theorie davon aus, dass Patienten, die Verdauungsbeschwerden entwickeln, Besonderheiten aufweisen: Zum einen ist die Aufnahme von FODMAPs in der Ernährung erhöht, zum anderen kann der Dünndarm weniger FODMAPs aufnehmen. Beide Ursachen können einzeln oder in Kombination vorliegen, die Folge ist immer, dass FODMAPs vermehrt in den Dickdarm gelangen.

Was ist neu an der FODMAP-Idee?

Dass einzelne FODMAPs wie Laktose, Fruktose oder Zuckerersatzstoffe Symptome verursachen, ist nicht wirklich neu. Die entstehenden Symptome wie Durchfall und Blähungen sind uns seit Jahrzehnten bekannt. In der Vergangenheit wurden gerade im Zusammenhang mit der Reizdarmerkrankung einzelne Diäten, die Laktose, Fruktose oder Gluten reduzieren, als möglicherweise hilfreich beschrieben. All diese Diäten gehen davon aus, dass ein Nahrungsbestandteil oder mehrere Nahrungsbestandteile für die Symptome verantwortlich sind und dass die Symptome besser werden, wenn weniger von diesen Nahrungsbestandteilen aufgenommen wird. Bei all diesen Diäten hat sich jedoch gezeigt, dass sie gerade bei Patienten mit einem Reizdarmsyndrom keine oder allenfalls eine minimale Verbesserung der Symptome bewirken.

Das neue an der FODMAP-Diät ist, dass eben nicht einzelne, sondern alle diese kleinen Moleküle in einer Diät erfasst werden. Diese Diät sieht nicht vor, dass die FODMAPs völlig eliminiert werden sollen, sondern das Konzept schlägt vor, die Menge der FODMAPs so gut wie möglich zu kontrollieren und zu reduzieren. Ziel ist es, die Gesamtmenge der FODMAPs in unserer Ernährung so stark herunterzufahren, dass die verbleibenden FODMAPs keine Symptome mehr verursachen.

! Die FODMAP-Diät erfasst nicht nur einzelne Substanzen, die zu Verdauungsbeschwerden führen können, vielmehr erfasst sie alle Substanzen, die Beschwerden verursachen. Das Ziel ist es, die Gesamtmenge der FODMAPs deutlich zu reduzieren.

Die FODMAP-Theorie geht nicht davon aus, dass die FODMAPs an der Entstehung von Erkrankungen selbst beteiligt sind oder diese verursachen. Das Reizdarmsyndrom und die chronisch entzündlichen Darmerkrankungen haben andere Ursachen – es liegt nicht an dem FODMAP-Gehalt unserer Ernährung. Die FODMAP-Theorie geht aber davon aus, dass die FODMAPs gerade bei einer bestehenden Erkrankung und bei bestehenden Verdauungsbeschwerden an der Entstehung von Symptomen beteiligt sind – also an den belästigenden Blähungen, dem weichen Stuhl, dem Durchfall und den Darmkrämpfen.

Deshalb ist das Ziel einer FODMAP-armen Ernährung auch nicht, das Reizdarmsyndrom ursächlich zu behandeln, sondern die FODMAP-Diät ist ein Weg, der dazu führt, Symptome zu reduzieren und zu vermeiden. Das ist hochaktuell, denn frühere Reizdarmdiäten gingen immer von krankhaften Verdauungsstörungen oder Intoleranzen aus, wie z. B. einer Laktose- oder einer Fruktoseintoleranz.

Dass FODMAPs in unserer Ernährung vorhanden sind und dass sie im Dickdarm ankommen, ist völlig normal. Es ist auch normal, dass diese FODMAPs im Dickdarm von Bakterien vergärt werden. Bei Verdauungsbeschwerden ist es aber hilfreich, wenn über eine konsequente Veränderung der Ernährung die absolute Menge der FODMAPs, die in den Dickdarm gelangen, reduziert wird.

Welche Substanzen verbergen sich hinter den FODMAPs?

Unter dem Begriff FODMAP werden fermentierbare Oligo-, Di- und Monosaccharide sowie Polyole zusammengefasst. FODMAPs sind in fast allen Nahrungsmitteln enthalten und im Folgenden werden Sie mehr über die einzelnen FODMAPs und den FODMAP-Gehalt verschiedenster Nahrungsmittel erfahren. Zunächst geht es darum, die FODMAPs kennenzulernen und zu verstehen, welche FODMAPs in welchen Nahrungsmitteln vorkommen. Später werden Sie dann erfahren, wie sich das Konzept in eine sinnvolle Diät umsetzen lässt.

Mit den Begriffen Oligosaccharide, Disaccharide, Monosaccharide und Polyole können die wenigsten von uns etwas anfangen. Wir verbinden mit diesen Begriffen zunächst auch keine Nahrungsbestandteile. Daher ist es wichtig zu erkennen, welche Nahrungsbestandteile denn im Einzelnen mit diesen Begriffen gemeint sind.

Die Begriffe Oligosaccharide, Disaccharide und Monosaccharide beschreiben Mehrfachzucker, Zweifachzucker und Einfachzucker. In der Tabelle sehen Sie, welche Substanzen zu den einzelnen Gruppen gehören und in welchen Lebensmitteln diese vorkommen.

Übersicht zu FODMAPs

Gruppe	Kommen in der Ernährung vor als …	Kommen reichlich vor in …
Oligosaccharide	Fruktane Galaktane Frukto-Oligosaccharide (FOS) Galakto-Oligosaccharide (GOS)	Gerste, Roggen, Weizen, Erbsen, Knoblauch, Lauch, Linsen, Zwiebeln
Disaccharide	Laktose	Joghurt, Milch, Sahne
Monosaccharide	Fruktose	Äpfel, Birnen, Honig, Kirschen, Maissirup, Spargel
Polyole	Sorbitol (Sorbit) Mannitol (Mannit) Maltitol (Maltit) Xylitol (Xylit)	Äpfel, Birnen, Kirschen, Nektarinen, Pflaumen, Diätprodukte, Kaugummi, Süßstoffe

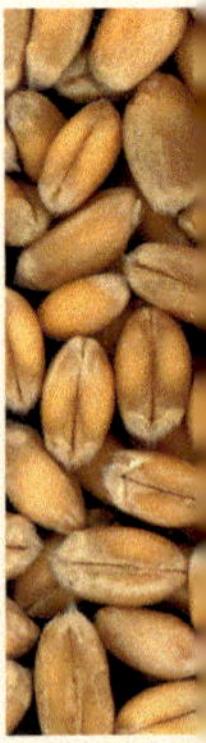

Oligosaccharide

Bei den Oligosacchariden handelt es sich um verschiedene Zucker, die aus mindestens drei Zuckermolekülen zusammengesetzt sind. Alle Oligosaccharide sind demnach Kohlenhydrate.

Je nachdem, aus wie vielen Einfachzuckern die Oligosaccharide zusammengesetzt sind, werden diese als

- Trisaccharide (Dreifachzucker),
- Tetrasaccharide (Vierfachzucker) oder
- Pentasaccharide (Fünffachzucker) bezeichnet.

Diese Benennung nach der genauen Anzahl könnte fortgeführt werden. Es ist aber unüblich, diese exakte Zählweise zu verwenden.

Um die Benennung zu vereinfachen, wird meistens der Begriff Oligosaccharide für Mehrfachzucker verwendet, die aus 3–10 Einfachzuckern bestehen. Längere Kohlenhydratketten, also mehr als 10 aneinander gereihte Einfachzucker, werden als Polysaccharide (Vielfachzucker) bezeichnet und sind im Zusammenhang mit der FODMAP-Diät unbedeutend.

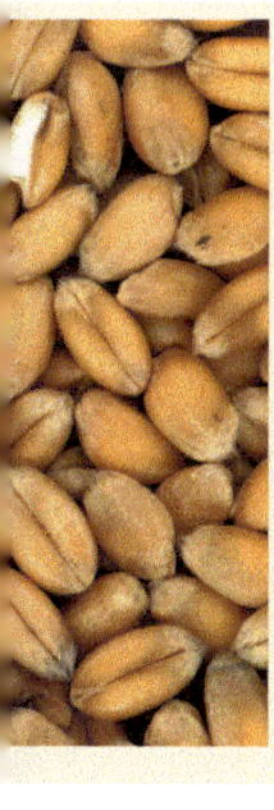
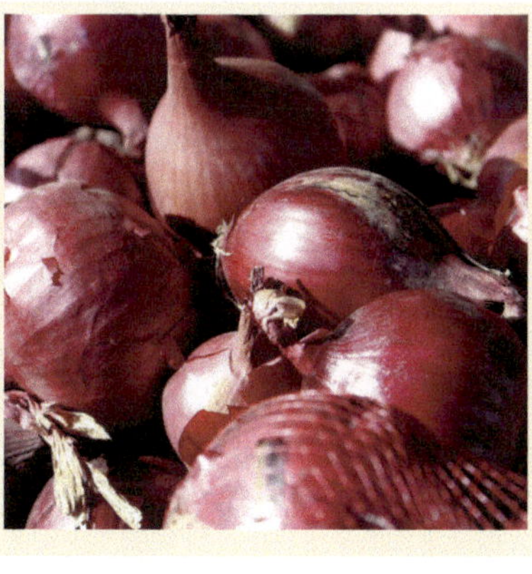
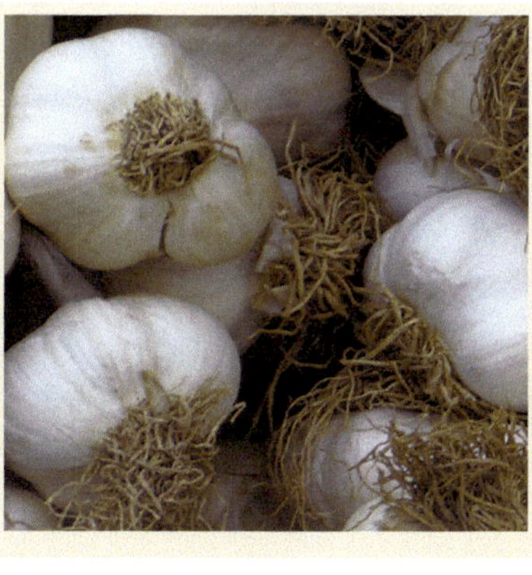
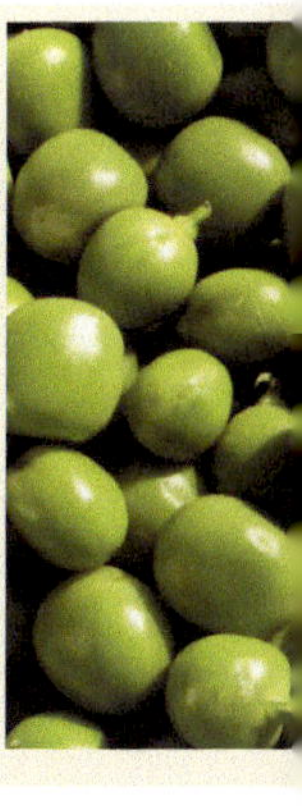

Unter den Oligosacchariden, also den Mehrfachzuckern, die im Zusammenhang mit dem FODMAP-Konzept bedeutend sind, finden sich Fruktane, Galaktane und Galakto-Oligosaccharide. Bei den Fruktanen, zu denen auch die Frukto-Oligosaccharide (FOS) gehören, handelt es sich um kurzkettige Kohlenhydrate, die aus sehr kurzen Ketten aus mehreren Fruktosemolekülen und einem Glukosemolekül am Ende der Kette bestehen. Unter Galaktanen versteht man Kohlenhydrate in Form von kurzen verzweigten Ketten, die aus einzelnen Galaktosemolekülen zusammengesetzt sind. Bei den Galakto-Oligosacchariden (GOS) wiederum handelt es sich um kurzkettige Kohlenhydratketten aus mehreren Galaktosemolekülen und einem Glukosemolekül am Ende der Kette. All diese Oligosaccharide kommen natürlich vor und sind ganz normale Nahrungsbestandteile.

Disaccharide

Disaccharide ist der Fachbegriff für Zweifachzucker. Es gibt zahlreiche Zweifachzucker, die wir mit Nahrungsmitteln aufnehmen und die von unserem Darm gut verdaut werden oder die belanglos sind und deshalb im Zusammenhang mit der FODMAP-Diät keine Rolle spielen. In der Tabelle sind verschiedene Disaccharide aufgelistet,

Zweifachzucker

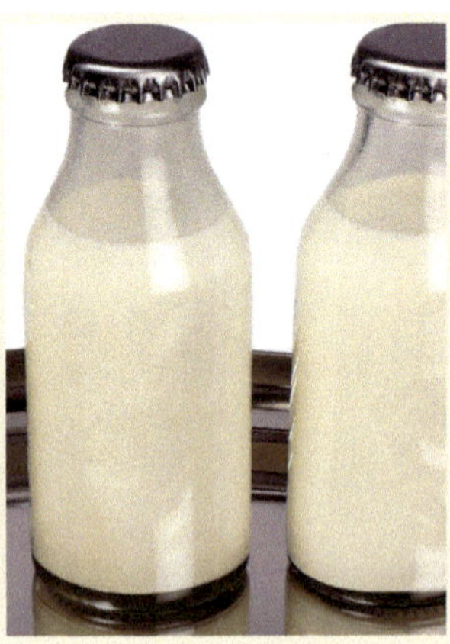

FODMAP-reich	FODMAP-arm
Laktose	Cellobiose
	Gentobiose
	Isomaltose
	Kojibiose
	Maltose
	Nigerose
	Primverose
	Rutinose
	Saccharose
	Trehalose

die wir mit Nahrungsmitteln aufnehmen. Bei den Disacchariden ist der Milchzucker Laktose im Zusammenhang mit der FODMAP-Diät wichtig.

Monosaccharide

Monosaccharide sind Einfachzucker. Einfachzucker kommen in der Ernährung als Energieträger vor und werden in einer Vielzahl an Variationen in unserem Stoffwechsel gebildet. Der einzige Zucker aus der Gruppe der Monosaccharide, der im Zusammenhang mit der FODMAP-Diät bedeutend ist, ist der Einfachzucker Fruktose. Andere Einfachzucker, die wir mit der Ernährung zu uns nehmen, wie Glukose, Galaktose, Mannose, Xylose und Arabinose, sind im Zusammenhang mit der FODMAP-Diät unproblematisch.

Polyole

Bei den Polyolen handelt es sich chemisch gesehen um mehrwertige Alkohole. Diese Alkohole kommen in unserer natürlichen Ernährung in verschiedenster Form vor. In Obst und Gemüse kommen Polyole natürlich vor und schmecken süß.

Natürliche Nahrungsmittel, die Polyole enthalten

Sorbit (-ol)	Mannit (-ol)
Apfel	Algen
Aprikose	Pilze
Birne	
Pfirsich	
Pflaume	
viel in getrockneten Früchten	

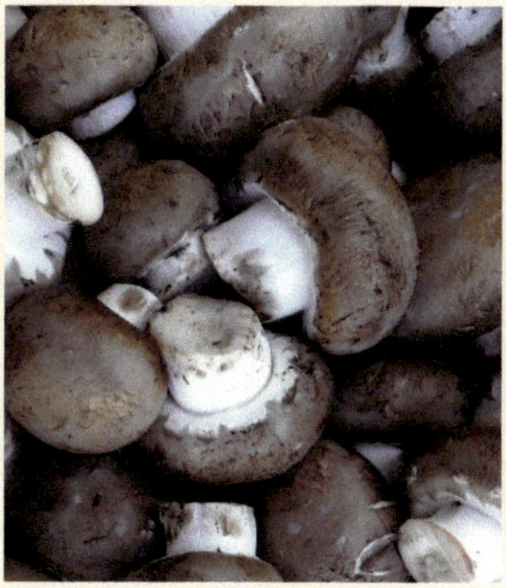

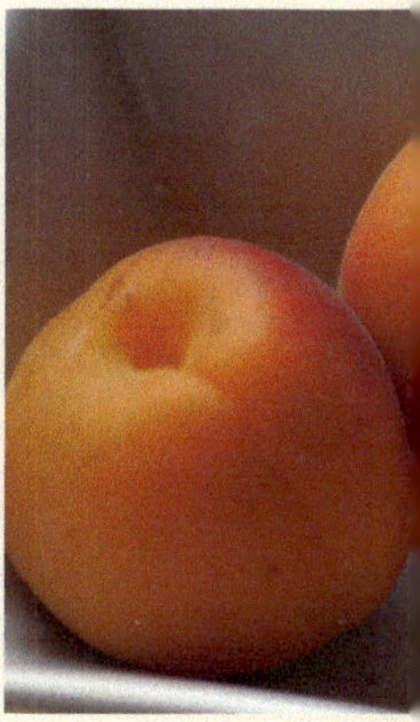

Aufgrund ihres süßen Geschmacks werden diese Polyole von der Lebensmittelindustrie sehr häufig als Zuckeraustauschstoffe verwendet. Sorbitol, Mannitol und Xylitol, aber auch die Namen von vielen anderen Polyolen oder die entsprechenden EXXX-Nummern zur Kennzeichnung der Lebensmittelzusatzstoffe, finden sich bei vielen Nahrungsmitteln in der Zutatenliste. Eine detaillierte Auflistung der Polyole und der Lebensmittelzusatzstoff-Bezeichnungen finden Sie in der Tabelle auf Seite 40. Sie werden überrascht sein, wo sich überall Polyole in unseren Lebensmitteln finden, und sehen Sie auch mal auf anderen Produkten nach – wie zum Beispiel Zahnpasta oder Mundspülungen. Aufgrund des Wunsches nach kalorienärmerer Ernährung nimmt gerade der Anteil an Polyolen in unserer Ernährung stark zu.

Häufig vorkommende FODMAPs

Beim Durchsehen der Liste mit den FODMAPs fällt auf, dass sich darunter einige Nahrungsbestandteile finden, die gut bekannt sind und die in unserer Ernährung regelmäßig und in größeren Mengen

Laktosegehalt von Milchprodukten

Sehr laktosereich	Laktosereich	Mittlerer Laktosegehalt	So gut wie keine Laktose
mehr als 10 g/100 g	4–10 g/100 g	1–4 g/100 g	weniger als 1 g/100 g
Kaffeeweißer	Buttermilch	Frischkäse	Brie
Kondensmilch	Eiscreme	Hüttenkäse	Butter
Milchpulver	Kaffeesahne	Joghurt	Camembert
Molkekäse	Magermilch	Kefir	Feta-Käse
Molkepulver	Milchschokolade	Magerquark	Hartkäse
	Molke	Nuss-Nougat-Creme	
	Vollmilch	Quark	
		Sauerrahm	
		Schlagsahne	

vorkommen. Dies sind die Laktose – der Milchzucker, die Fruktose – der Fruchtzucker, Variationen des Fruchtzuckers wie Fruktane und Galakto-Oligosaccharide und einige der Polyole.

Da es sich um Nahrungsbestandteile handelt, die in unserer üblichen Ernährung und die auch gerade in einer gesunden Ernährung vorkommen, ist es sinnvoll, dass wir uns mit diesen Nahrungsbestandteilen etwas genauer beschäftigen. Damit entwickeln Sie ein Gefühl und bauen ein Verständnis dafür auf, worauf zu achten ist und wie Sie Ihre zukünftige Ernährung gestalten sollten.

Laktose

Laktose ist uns als Milchzucker bekannt. Laktose ist ein Zweifachzucker, zusammengesetzt aus den beiden Einfachzuckern Glukose und Galaktose. In unserem Darm wird Laktose durch das milchzuckerspaltende Enzym Laktase in die beiden Einfachzucker aufgespalten. Erst nach dieser Aufspaltung können die beiden Einfachzucker durch die Darmwand in den Körper aufgenommen werden und stehen dann als Energieträger zur Verfügung. Alle Menschen haben – zumindest als Säuglinge – ausreichend Laktase, da insbesondere die Muttermilch sehr reich an Laktose ist. Im Laufe des Lebens geht die Laktaseaktivität im Darm zurück, da wir uns nicht lebenslang von Muttermilch ernähren und der Milchkonsum bzw. der Konsum von Milchprodukten im Laufe des Lebens geringer wird.

In Regionen wie Europa, in denen lebenslang Milchprodukte konsumiert werden, findet sich bei Erwachsenen im Darm eine höhere Laktaseaktivität als in Regionen, in denen Milchprodukte nicht auf dem Speiseplan stehen. Solche Regionen sind z. B. Afrika oder Südostasien. Bei uns haben in etwa zwei Drittel der Erwachsenen noch eine messbare Laktaseaktivität im Darm, ein Drittel der Erwachsenen hat keine messbare Laktaseaktivität. Wie ausgeprägt diese unterschiedliche geografische Verteilung der Laktaseaktivität im Erwachsenenalter ist, lässt sich an folgenden Zahlen erkennen. Während in skandinavischen Ländern 98 % der Erwachsenen in der Bevölkerung eine nachweisbare Laktaseaktivität im Darm besitzen, findet sich in Afrika oder Asien nur bei weniger als 10 % der Erwachsenen eine messbare Laktaseaktivität. Für die meisten Menschen ist die Laktaseaktivität im Darm nicht von Bedeutung, da wir uns im Erwachsenenalter ja nicht ausschließlich von Milchprodukten, sondern nur noch von wenigen Milchprodukten ernähren. Gerade weil unsere Ernährung wenig Laktose enthält, ist für die meisten Menschen im Erwachsenenalter die reduzierte oder sogar fehlende Laktaseaktivität im Darm unbedeutend.

Laktose, die im Dünndarm nicht gespalten wird, weil nicht genügend Enzym oder Enzymaktivität vorhanden ist, kann aus dem Darm nicht in den Körper aufgenommen werden und gelangt unverändert in den Dickdarm. Im Dickdarm wird die Laktose dann von Bakterien vergärt und es entstehen bakterielle Abbauprodukte. Unter den Abbauprodukten finden sich viele Gase, die wiederum Beschwerden verursachen können.

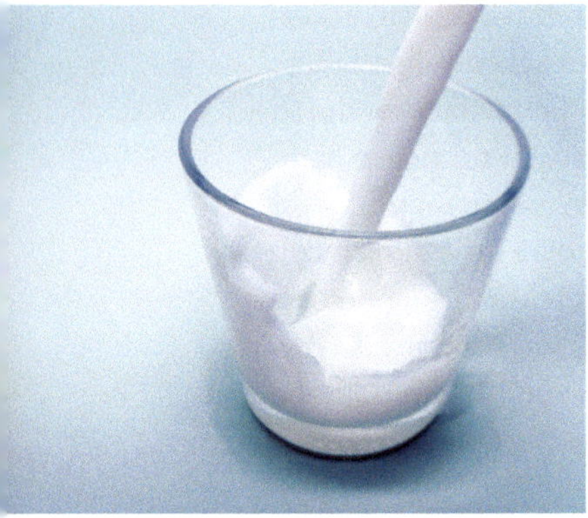

Bei manchen Erwachsenen macht sich daher die fehlende Laktaseaktivität mit Beschwerden bemerkbar, insbesondere wenn die Ernährung viele Milchprodukte enthält. Eine Ernährung, die reich an Milchprodukten ist, ist im Prinzip nicht ungesund, wenn man diese Ernährung verträgt. Die durch die Laktose ausgelösten Symptome können von gelegentlichen milden Symptomen bis hin zu häufigen und schweren Symptomen reichen.

Bei regelmäßigen durch Laktose oder vermutlich durch Laktose ausgelösten Beschwerden sollte ein Arzt aufgesucht werden, um zu überprüfen, ob eine Laktoseintoleranz besteht. In diesem Fall sollten spezielle Ernährungsempfehlungen beachtet werden.

! Wenn nach dem Essen laktosereicher Lebensmittel regelmäßig Beschwerden auftreten, sollte überprüft werden, ob eine Laktoseintoleranz besteht.

Wo ist Laktose enthalten?

Der Milchzucker Laktose ist in allen Milchprodukten wie Milch, Käse, Joghurt und Quark enthalten. Normale Kuhmilch zum Beispiel enthält zwischen 4 und 8 % Laktose. Der genaue Laktosegehalt variiert je nach Herkunft der Milch. So hat Kuhmilch zum Beispiel einen anderen Laktosegehalt als Schafsmilch, Ziegenmilch oder Pferdemilch. Laktose findet sich in allen Milchprodukten, aber in unterschiedlicher Menge, je nachdem wie das Milchprodukt weiter verarbeitet wurde. Den Laktosegehalt verschiedener Milchprodukte finden Sie in der Tabelle auf Seite 24.

Weniger bekannt ist, dass in industriell gefertigten Lebensmitteln Laktose häufig als Stabilisator oder Aromastoff zugesetzt wird. Daher sollten Sie bei industriell gefertigten Lebensmitteln die Liste der Zutaten genau lesen, um zu erkennen, wo Laktose zugesetzt wurde. Weiterhin findet sich Laktose in zahlreichen Medikamenten als Trägerstoff oder Füllstoff, da Laktose zum einen sehr preiswert ist und zum anderen sehr gut in eine stabile Tablettenform gepresst werden kann. Aufgrund der geringen Mengen kann der Laktoseanteil aus Arzneimitteln aber unberücksichtigt bleiben.

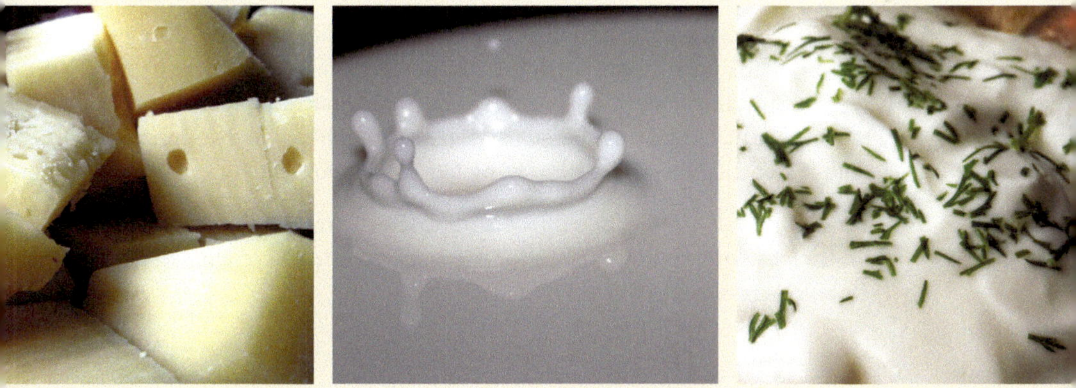

Laktose findet sich in unterschiedlicher Menge in allen Milchprodukten. Sie wird auch als Stabilisator und Aromastoff anderen Lebensmitteln beigesetzt.

Fruktose

Fruktose ist ein Zucker mit einer sehr hohen Süßkraft und findet sich natürlicherweise in pflanzlichen Produkten. Besonders fruktosereich sind Bienenhonig, Rosinen und andere Trockenfrüchte. Industriell wird Fruktose aus Zuckerrohr, Zuckerrüben oder Mais gewonnen. Alle drei Pflanzen enthalten neben Glukose hohe Mengen an Fruktose. Aufgrund der hohen Süßkraft, der einfachen Gewinnung und in manchen Fällen auch wegen der braunen Färbung wird Fruktose häufig Nahrungsmitteln und Getränken zugesetzt. Informationen über den Fruktosegehalt der jeweiligen Lebensmittel finden sich auf der Zutatenliste.

Es gibt verschiedene Gründe, weshalb Fruktose im Dünndarm nicht oder nicht ausreichend aufgenommen wird. Es kann sein, dass zu viel Fruktose in den Lebensmitteln enthalten ist oder dass der Speisebrei zu schnell durch den Dünndarm transportiert wird. Andere Gründe können sein, dass die Anzahl der Fruktosetransporter GLUT-5 zu gering ist oder dass der Fruktosetransporter GLUT-5 nur schwach funktioniert.

! Wenn nach dem Essen fruktosereicher Lebensmittel regelmäßig Beschwerden auftreten, sollte überprüft werden, ob eine Fruktosemalabsorption vorliegt.

Eine Fruktosemalabsorption, also eine eingeschränkte Fruktoseaufnahme, wird über einen Atemtest nachgewiesen. Medizinisch wird die Fruktosemalabsorption oftmals auch intestinale Fruktoseintoleranz genannt, deshalb ist bei all diesen Begrifflichkeiten sehr genau darauf zu achten, welche Erkrankung tatsächlich vorliegt.

Ein Sonderfall ist die hereditäre Fruktoseintoleranz, eine erbliche Stoffwechselerkrankung, die sehr selten vorkommt. Diese wird über einen Gentest nachgewiesen.

Wie Fruktose aufgenommen wird

Fruktose, ein Einfachzucker, muss im Darm nicht verdaut werden, um in den Körper aufgenommen zu werden. Fruktose wird als Ganzes zunächst von den Schleimhautzellen des Darms aus dem Darm aufgenommen und dann von diesen Schleimhautzellen in die Blutbahn abgegeben. Diese Aufnahme und Abgabe von Fruktose durch die Schleimhautzellen wird von speziellen Kanälen reguliert, die in den Zellwänden liegen. Dieser Kanal wird durch ein Transporteiweiß gebildet und wird mit dem Namen GLUT-5 bezeichnet.

Üblicherweise wird die Fruktose aus dem Darm vollständig in den Körper aufgenommen. Zum Problem wird die Fruktoseverdauung ab dem Zeitpunkt, an dem sich im Darm zu viel Fruktose befindet. In diesem Fall kann die Aufnahmekapazität des Körpers erschöpft und die Transportfähigkeit von GLUT-5 überlastet sein, was dazu führt, dass die Fruktose im Dünndarm nicht vollständig in den Körper aufgenommen wird und in den Dickdarm gelangt.

> **!** Die moderne Ernährung ist aus verschiedensten Gründen sehr reich an Fruchtzucker (Fruktose). In einer normalen ausgewogenen Ernährung überschreitet der Fruktosegehalt oftmals die Aufnahmekapazität unseres Körpers.

Der Darm kann pro Tag ca. 35–50 g Fruktose über den Fruktose-Transporter aufnehmen. An der durchschnittlich konsumierten Menge von 50–60 g Fruktose pro Tag können Sie erkennen, dass diese schon etwas höher liegt als die normale Aufnahmekapazität eines Menschen. Da diese Zahlen die durchschnittlich aufgenommene Menge angeben, wird hieraus sehr deutlich, dass bei vielen Menschen die Fruktoseaufnahme mit der Ernährung die Aufnahmekapazität des Darms vermutlich deutlich überschreitet.

Die Fruktoseaufnahme aus dem Darm in den Körper unterliegt aber noch ein paar zusätzlichen Eigenheiten. Eine ist, dass der Fruktosetransporter auch gleichzeitig für den Transport von Sorbit verantwortlich ist. Deshalb führt reichlich Sorbit in der Ernährung dazu, z. B. durch Essen von sorbitreichen Zwetschgen, dass die Fruktoseaufnahme im Darm reduziert wird. Auch zusätzliche Erkrankungen wie Bluthochdruck, Diabetes mellitus und Adipositas können die Fruktoseaufnahme reduzieren, da bei diesen Erkrankungen die Transportleistung des Fruktosetransporters eingeschränkt wird.

Genau andersherum verhält es sich übrigens in Anwesenheit von Glukose. Wenn Glukose im Darm ist, erleichtert dies die Aufnahme von Fruktose. Deshalb ist Obst, das ein ausgewogenes Verhältnis von Fruktose und Glukose enthält, besser bekömmlich als fruktosereiches Obst.

Was passiert mit Fruktose im Dickdarm?

Fruktose, die im Dünndarm – aus welchen Gründen auch immer – nicht aufgenommen wird, gelangt in den Dickdarm und wird dort von Darmbakterien oder von Hefepilzen vergärt. Dabei entstehen bakterielle Abbauprodukte und Gase, wie zum Beispiel Kohlendioxid, die Beschwerden verursachen können. Im Gegensatz zu den längerkettigen Fruktanen und Galaktanen verläuft die Vergärung von Fruktose schneller, sodass es nach der Aufnahme von Fruktose schneller zu Symptomen kommt.

Wieso ist Fruktose so attraktiv für die Lebensmittelherstellung?

Es gibt mehrere Gründe, wieso Fruktose gerade in industriell hergestellten Nahrungsmitteln häufig verwendet wird. Ein Grund ist sicherlich die starke Süßkraft von Fruktose. Verglichen mit Glukose, dem Traubenzucker, ist Fruktose bei gleicher Menge zweieinhalbmal süßer. Noch deutlicher wird der Unterschied im Vergleich zum Milchzucker, der Laktose: Fruchtzucker ist elfmal süßer als Milchzucker. Insofern ist es gut nachzuvollziehbar, dass Fruktose bei der industriellen Fertigung von Lebensmitteln gerne verwendet wird.

Weitere Gründe sprechen für die Verwendung von Fruktose. Manchmal wird Fruktose in der industriellen Fertigung verwendet, da Fruktose mit den in Lebensmitteln enthaltenen Eiweißen chemische Verbindungen eingehen kann. Der Vorteil dieser Verbindungen ist das Entstehen einer leichten bräunlichen Färbung, sodass in diesem Zusammenhang von Fruktose als einem Süß- und Färbestoff gesprochen werden kann. Fruktose wird als Färbestoff verwendet, wenn eine leichte bräunliche Färbung des entstehenden Produktes gewünscht ist. Beispiele dafür sind Brote und andere Backwaren.

Weiterhin wird Fruktose in der Getränkeherstellung verwendet. Dabei können Hefen, die in der Herstellung von alkoholischen Geträn-

Nahrungsmittel mit sehr hohem Fruktosegehalt

Obst getrocknet	Apfel Birne Dattel Mango Rosinen/Sultaninen
Obst frisch	Apfel Birne Feigen Kaki (Persimone) Kirschen Mango
Cerealien	Cornflakes mit Honig, geröstet Früchtemüsli
Andere Lebensmittel	Diabetikerprodukte Fruchtkonzentrate Fruchtsäfte Getränkepulver Honig Invertzucker

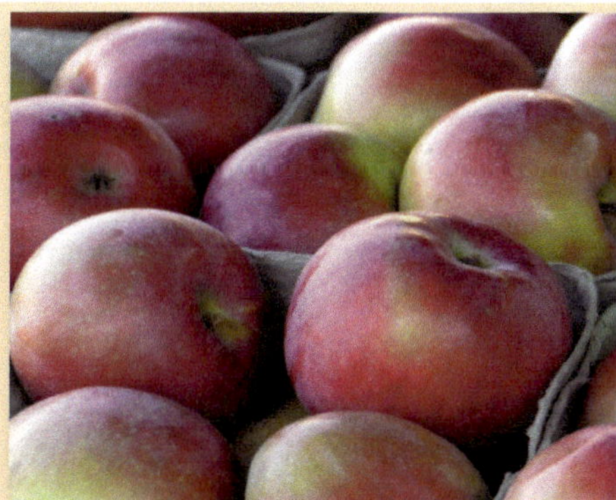

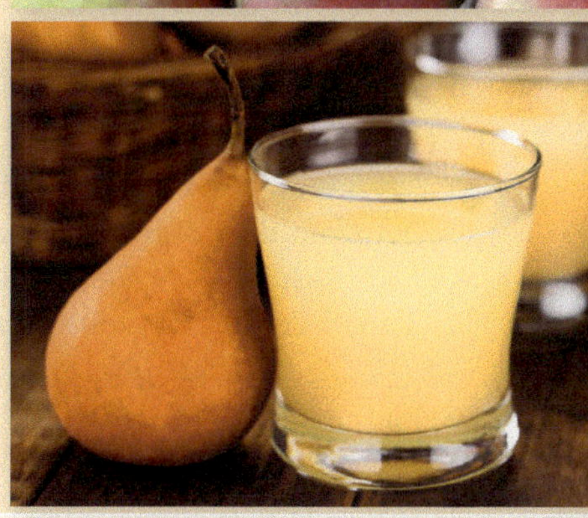

ken eingesetzt werden, Fruktose ebenso wie Glukose vergären. Solche fruktosehaltigen Getränke haben eine etwas höhere Restsüße und sind in gewissen Grenzen auch für Diabetiker besser geeignet. Gewünschte Endprodukte sind dabei zum einen der entstehende Alkohol und zum andern das Gas Kohlendioxid, das zunächst im Getränk gelöst bleibt und erst frei wird, wenn die Flasche geöffnet wird.

Welche Rolle spielt das Verhältnis von Glukose zu Fruktose?

Im Zusammenhang mit dem Fruktosegehalt von Früchten ist auch der Saccharosegehalt dieser Nahrungsmittel von Bedeutung, da der Zweifachzucker Saccharose bei der Verdauung in die Einfachzucker Glukose und Fruktose gespalten wird und Saccharose daher auch als Fruktosequelle gewertet werden muss.

> **!** Das Glukose-Fruktose-Verhältnis in einem Lebensmittel ist sehr wichtig, wenn die Verträglichkeit beurteilt wird. Ein Verhältnis größer eins (> 1) heißt mehr Glukose als Fruktose und damit bessere Verträglichkeit.
>
> Ein Verhältnis kleiner eins (< 1) heißt mehr Fruktose als Glukose und damit schlechtere Verträglichkeit. Einige Beispiele hierzu finden Sie in der Tabelle auf der nächsten Seite.
>
> Insgesamt ist das Glukose-Fruktose-Verhältnis aber nicht so wichtig wie der absolute Fruktosegehalt.

Früchte enthalten Fruktose und Saccharose in unterschiedlichen Mengen. Äpfel und Birnen zum Beispiel sind ausgesprochen reich an Fruktose, Aprikosen und Pfirsiche hingegen sind fruktosearm.

Fruktose verbirgt sich aber auch in Produkten, die wir zunächst nicht mit dem Begriff Fruchtzucker verbinden. Fruchtzuckerreich ist zum Beispiel Honig oder Melasse, also Zuckerrübensirup. Beides sind Produkte, die wir sowohl einzeln als Brotaufstrich konsumieren, die aber auch anderen Nahrungsmitteln zum Süßen zugesetzt werden. Noch schwieriger wird die Betrachtung des Fruktosegehaltes, wenn wir zum Beispiel das Produkt Maissirup ansehen. Maissirup findet sich in Lebensmitteln häufig auf der Zutatenliste und wird zum Süßen ver-

Glukose-Fruktose-Verhältnis von Obst (Auswahl) und Honig

Obst	Glukose	Fruktose	Verhältnis	
	Gramm pro 100 g		< 0,5	0,5–1
Ananas	2,1	2,4		0,9
Apfel	2,0	5,7	0,4	
Apfel getrocknet	9,8	27,8	0,4	
Birne	1,7	6,7	0,2	
Blaubeere	2,5	3,3		0,7
Erdbeere	2,2	2,2		1,0
Himbeere	1,8	2,1		0,8
Johannisbeere	2,0	2,5		0,8
Kiwi	4,3	4,6		1,0
Mango	0,9	2,6	0,3	
Orange	2,3	2,6		0,9
Pfirsich	1,0	1,2		0,8
Stachelbeere	3,0	3,3		0,9
Wassermelone	2,0	3,9		0,5
Honig	33,9	38,8		0,9

wendet. Ursprünglich besteht Maissirup hauptsächlich aus Glukose. Im Rahmen der industriellen Fertigung kann Maissirup aber enzymatisch behandelt werden, sodass die enthaltene Glukose in Fruktose umgewandelt wird. Solche enzymatisch behandelten Maissirups werden entweder als Glukose-Fruktose-Sirup (GFS) oder mit der englischen Bezeichnung „high fructose corn sirup (HFCS)“ bezeichnet. Diese enzymatische Umwandlung ist insofern vorteilhaft, da Fruktose eine höhere Süßkraft bei unveränderter Zuckermenge entfaltet. Dabei kann der Fruktosegehalt in Maissirup auf bis zu 90 % gesteigert werden.

In Deutschland regelt die Zuckerartenverordnung von 2003, dass ab einem Fruktosegehalt von 5 % ein derartiger Zuckersirup als Glukose-Fruktose-Sirup deklariert werden muss.

Schadet der erhöhte Fruktoseanteil in der Ernährung?

In kleinen Mengen ist Fruktose nicht ungesund, es handelt sich bei Fruktose ja um einen natürlich vorkommenden Zucker. Weder eine krebserregende noch eine genetisch schädliche Wirkung von Fruktose ist bekannt.

Dennoch ist der Konsum von Fruktose mit Gefahren verbunden. Glukose, also Traubenzucker, wird von unserem Körper aufgenommen und dann im Stoffwechsel unter der Kontrolle des körpereigenen Hormons Insulin verbraucht oder gespeichert.

Fruktose wird auch aus dem Darm in unseren Körper aufgenommen und gelangt über die Blutbahn in die Leber. In der Leber wird die Fruktose unabhängig vom körpereigenen Insulin, also in gewissem Maße unkontrolliert, in den körpereigenen Zuckerstoffwechsel eingeschleust. Daher werden der Fruktose, insbesondere wenn die Fruktoseaufnahme sehr hoch ist, negative Effekte auf unsere Gesundheit nachgesagt. Exzessiver Fruktosekonsum ist vermutlich mit eine Ursache von Adipositas, also einer Gewichtszunahme, von der gefährlichen Insulinresistenz, einer Vorstufe der Zuckerkrankheit, vom metabolischen Syndrom und von Fettstoffwechselstörungen. Weiterhin wird vermutet, dass Fruktose nicht im gleichen Ausmaß wie Glukose ein Sättigungsgefühl auslöst, ein weiterer Mechanismus, der zu einem vermehrten Hungergefühl und am Ende zu einer Gewichtszunahme führt.

Vieles im Zusammenhang mit Fruktose ist unbekannt und bleibt im Moment noch spekulativ. Es gibt aber sehr deutliche Hinweise aus der medizinischen Forschung, dass unser Körper mit dem Zucker Fruktose nicht so gut umgehen kann wie mit dem Zucker Glukose. Für den normalkonsumierenden Menschen, genauer gesagt für denjenigen, der keine übermäßigen Mengen aufnimmt und auch keine Malabsorption hat, dürfte dies kein Problem sein. Problematisch werden die ungünstigeren Stoffwechseleigenschaften von Fruktose erst dann, wenn der Fruktosegehalt der Ernährung zu stark ansteigt, so wie es aktuell eben der Fall ist.

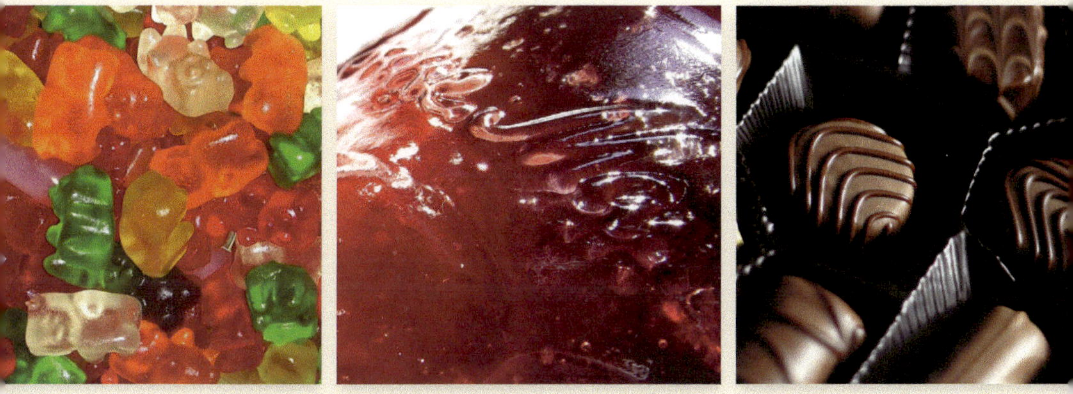

Die Aufnahme von raffinierter Fruktose ist durch den Konsum industriell hergestellter Lebensmittel stark angestiegen.

Warum steigt der Fruktosegehalt in unserer Ernährung?

Bei den Antworten auf die vorherigen Fragen wurde bereits beschrieben, dass gerade im Rahmen der industriellen Fertigung von Lebensmitteln Fruktose gegenüber Glukose Vorteile bietet und daher Fruktose in zunehmendem Ausmaß und in zunehmender Menge in unseren Nahrungsmitteln enthalten ist.

Dies ist aber nicht der einzige Grund, weswegen der Fruktosegehalt in unserer Ernährung ansteigt. Ein anderer Grund ist, dass unsere Ernährung zunehmend gesünder sein soll und wir uns mutmaßlich gesünder ernähren. Doch vieles, was auf den ersten Blick gesund erscheint, ist bei genauerem Hinsehen nicht so gesund, wie wir denken.

Zum Beispiel hat ein Obstriegel einen deutlich höheren Fruktosegehalt als der Verzehr der vergleichbaren Menge frischen Obstes. Ein anderes sehr deutliches Beispiel ist, dass ein Apfelsaft, der in einem Glas das Beste aus vier Äpfeln enthält, selbstverständlich in diesem Glas auch die Fruktosemenge von vier Äpfeln beinhaltet.

> **!** Der Fruktosegehalt unserer Ernährung hat stark zugenommen. Bei manchen Menschen kann die Verdauung diese Menge nicht bewältigen und es kommt zu Verdauungsbeschwerden.

Bei vielen kommt der Magen-Darm-Trakt damit gut zurecht, aber eben nicht bei allen. Bei manchen kann der Magen-Darm-Trakt dieses Überangebot von Fruktose nicht bewältigen und es kommt zu Symptomen. Insbesondere dann, wenn auch aus den anderen Bereichen der FODMAPs ein Überangebot im Darm ankommt.

In welchem Maße steigt der Fruktosekonsum?

Für die deutsche Bevölkerung gibt es keine guten aktuellen Zahlen über den durchschnittlichen täglichen Fruktosekonsum. Ältere Schätzungen gehen davon aus, dass ein Erwachsener in Deutschland durchschnittlich 50–60 g Fruktose pro Tag zu sich nimmt. Das entspräche in etwa 20 kg Fruktose pro Jahr.

Besser ist der Zuckerkonsum von raffiniertem, also industriell aufbereitetem Zucker in den Vereinigten Staaten von Amerika erfasst. Ausgehend von 40 kg Zucker pro Kopf im Jahr in den siebziger Jahren des vergangenen Jahrhunderts ist der Gesamtzuckerkonsum auf heutzutage ca. 50 kg raffinierten Zucker angestiegen. Interessant ist dabei, dass der Verbrauch von raffinierter Fruktose in den siebziger Jahren unter 1 kg pro Kopf pro Jahr lag und heutzutage bei 20 kg pro Kopf pro Jahr liegt. Diese Menge an raffinierter Fruktose konsumieren wir sozusagen über industriell hergestellte Lebensmittel zusätzlich zu unserem Konsum von natürlicher Fruktose. Hier wird deutlich erkennbar, dass der starke Anstieg von Fruktose in unserer Ernährung insbesondere durch die industriell hergestellten Lebensmittel verursacht wird.

Fruktane

Fruktane (Frukto-Oligosaccharide/FOS und Frukto-Polysaccharide) sind Mehrfachzucker, die aus einem Glukosering und mindestens zwei oder mehr Fruktoseringen bestehen. Fruktane lassen sich nochmals dahingehend unterscheiden, dass Fruktane mit weniger als zehn Fruktoseringen Oligosaccharide genannt werden und Fruktane mit mehr als zehn Fruktoseringen als Inuline bezeichnet werden. Neben der Stärke und der Saccharose sind Fruktane die wichtigsten pflanzlichen Kohlenhydratspeicher. Außer Pflanzen können auch einige Bakterien und Hefen Fruktane herstellen und speichern.

Fruktane kommen natürlicherweise in der Ernährung vor. Ein typisches Beispiel für ein fruktanreiches Nahrungsmittel ist z. B. die Zwiebel. Größere Mengen von Fruktanen finden sich auch in Getreideprodukten, Rüben, Knollen und Sprossen. Einen sehr hohen Gehalt an Fruktanen weisen auch Topinambur-Knollen und Chicorée-Wurzeln auf. Dabei ist der Fruktangehalt schwankend und abhängig von verschiedenen Anbaubedingungen wie der Jahreszeit, Temperatur und Niederschlagsmenge. Die Namen der Fruktane sind kaum bekannt,

Fruktanreiche Lebensmittel

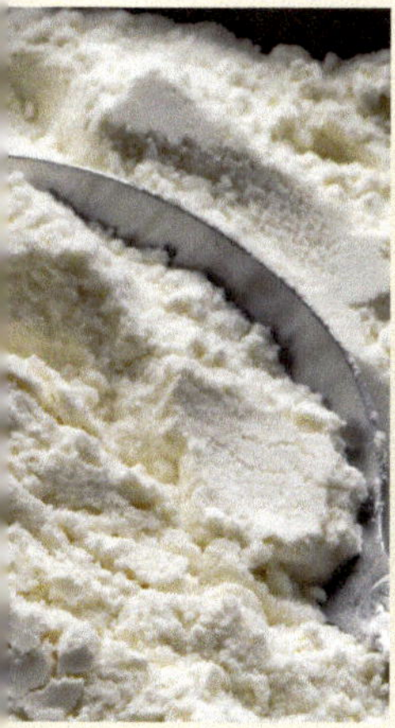

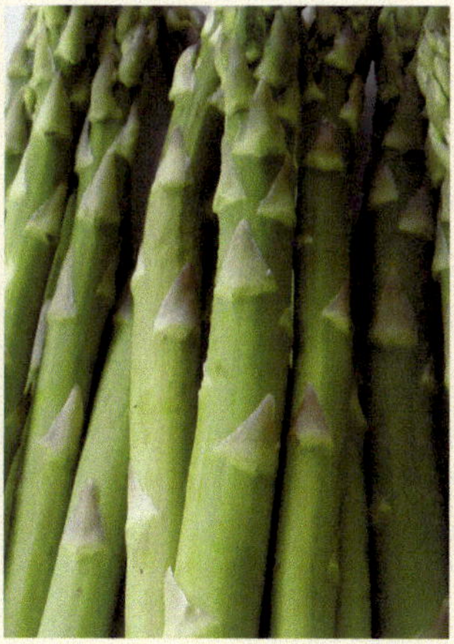

Fruktanreiche Lebensmittel
Artischocke
Chicorée-Wurzel
Getreide (Gerste, Roggen, Weizen)
Knoblauch
Topinambur (Knollen)
Lauch
Rüben (Rote Bete)
Spargel
Zwiebel

gelegentlich finden sich die Begriffe Laevanc und Inuline auf Lebensmittelverpackungen. Eine Liste mit fruktanreichen Lebensmitteln finden Sie in der Tabelle auf der vorigen Seite.

Gerade das Beispiel Chicorée ist sehr interessant, da Chicorée nicht nur als Salat gegessen wird, sondern aus Chicorée auch Kaffee hergestellt wird, genauer gesagt Ersatzkaffee. Dieser Ersatzkaffee ist unter den Namen Landkaffee, Zichorien-Kaffee, Muckefuck und in Österreich auch unter dem Namen Zichorienwasser bekannt.

Was passiert mit Fruktanen im Darm?

Fruktane können von unserem Darm nicht aufgenommen oder verdaut werden und gelangen daher unverdaut durch den Dünndarm in den Dickdarm. Durch die Unverdaulichkeit eignen sich Fruktane in gewissem Ausmaß als Zusatzstoff für Diät- und Diabetikerprodukte. Daher finden sich Fruktane oft in den Inhaltsangaben dieser Produkte. Die Verwendung von Fruktanen als Zusatzstoff erfolgt dabei zumeist unter der Vorstellung, dass es sich dabei um einen kalorienfreien Ballaststoff handelt.

Diese zugesetzten Fruktane sind bei der FODMAP-Diät zu beachten. Durchschnittlich nehmen wir täglich ca. 10 g Fruktane auf. Mit dieser Menge kann unser Körper gut umgehen. Im Dickdarm werden die Fruktane von Darmbakterien zersetzt und es entstehen wie bei in den Dickdarm gelangender Laktose und Fruktose verschiedene Abbauprodukte, insbesondere Gase. Da es bei den Fruktanen kürzer- und längerkettige Fruktane gibt, kommt es bei manchen Fruktanen schneller zu Symptomen als bei anderen Fruktanen.

Galaktane und Galakto-Oligosaccharide

Galaktane und Galakto-Oligosaccharide sind Kohlenhydrate, die aus mehreren Zuckerringen bestehen, wobei Galakto-Oligosaccharide einfache Ketten mit bis zu acht Zuckerringen sind und Galaktane verzweigte Ketten sind. Mindestens einer dieser Zuckerringe ist der Einfachzucker Galaktose, der namensgebend ist.

Galakto-Oligosaccharid- und galaktanreiche Lebensmittel

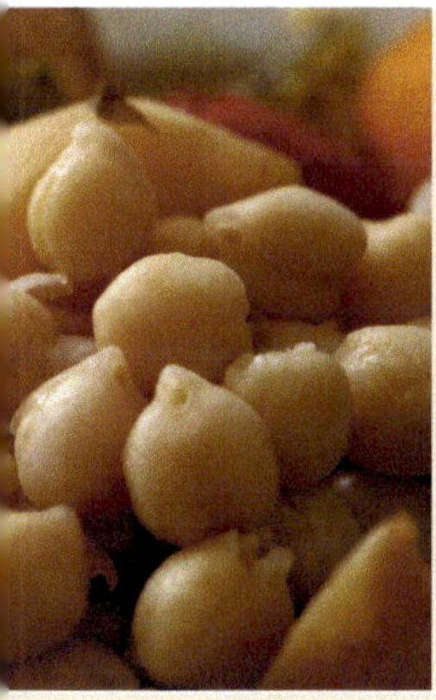

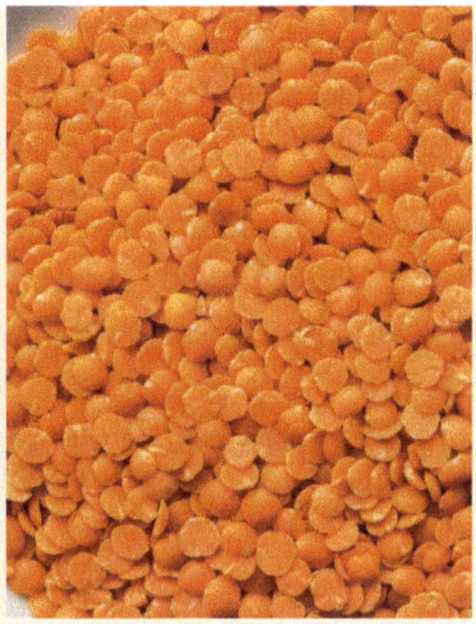

- Bohnen
- Kichererbsen
- Linsen
- Sojagetränke

Galakto-Oligosaccharide kommen in der Natur in zahlreichen Lebensmitteln vor. Typische Galakto-Oligosaccharide sind zum Beispiel Raffinose, ein Dreifachzucker aus Fruktose, Glukose und Galaktose, oder Stachyose, ein Vierfachzucker aus Fruktose, Glukose und zwei Galaktoseringen. Große Mengen dieser Galakto-Oligosaccharide finden sich in Hülsenfrüchten wie Bohnen, Linsen und Sojabohnen. Galaktane kommen in der Natur hauptsächlich in den pflanzlichen Zellwänden vor. Aufgrund ihrer gelbildenden Eigenschaften werden die Galaktane häufig in der Lebensmittelherstellung als Verdickungsmittel oder Gelierstoff verwendet. Häufig verwendete Galaktane sind Carrageen aus Algen (E 407), Agar-Agar (E 406) und Traganth, aus Schmetterlingsblütlern (E 413).

Wie andere FODMAPs werden die Galakto-Oligosaccharide und die Galaktane in unserem Darm nicht aufgenommen oder verdaut, da unsere Enzymausstattung die Verbindungen zwischen den Zuckerringen in diesen Ketten nicht trennen kann.

Natürliche und synthetische Polyole

Unter den Polyolen wird eine Gruppe von Zuckeralkoholen zusammengefasst, die in unserer Ernährung häufig als Zuckeraustauschstoffe verwendet werden. Die bekanntesten dieser Polyole sind Mannitol und Sorbitol.

Die Namensgebung ist verwirrend, so kann Sorbitol auch Sorbit, Hexanhexol oder Glucitol heißen. Für all die anderen Polyole sind immer mindestens zwei Bezeichnungen gebräuchlich, wie z. B. Mannitol und Mannit oder Xylitol und Xylit. Diese Zuckeraustauschstoffe werden zumeist synthetisch hergestellt und werden dann mit einer E-Nummer für Zusatzstoffe gekennzeichnet (E XXX). Die dazugehörige Liste finden Sie unten.

In Nordamerika zum Beispiel finden sich auf vielen Lebensmitteln wie z. B. Süßigkeiten und insbesondere auf Kaugummis Gesundheitswarnungen, die darauf hinweisen, dass die enthaltenen süßenden Polyole Durchfall verursachen können. Freunde des ausgeprägten Kaugummikonsums können dies sicher bestätigen.

Polyole und deren E-Nummern zur Kennzeichnung der Lebensmittelzusatzstoffe

Name	E-Nummer
Erythritol, Erythrit	E 968
Isomaltol, Isomalt	E 953
Lactitol, Lactit	E 966
Maltitol, Maltit	E 965
Mannitol, Mannit	E 421
Sorbitol, Sorbit	E 420
Xylitol, Xylit	E 967

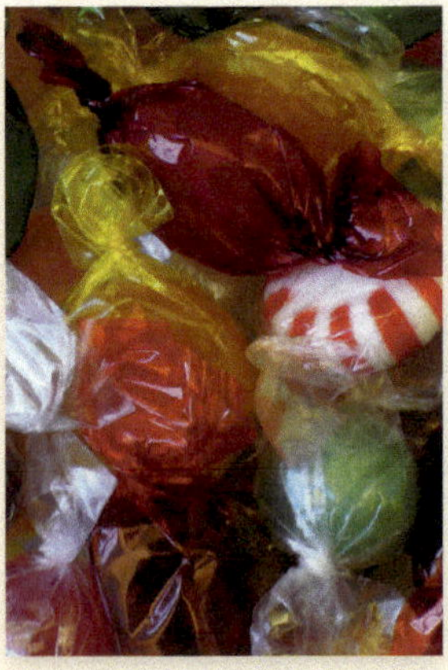

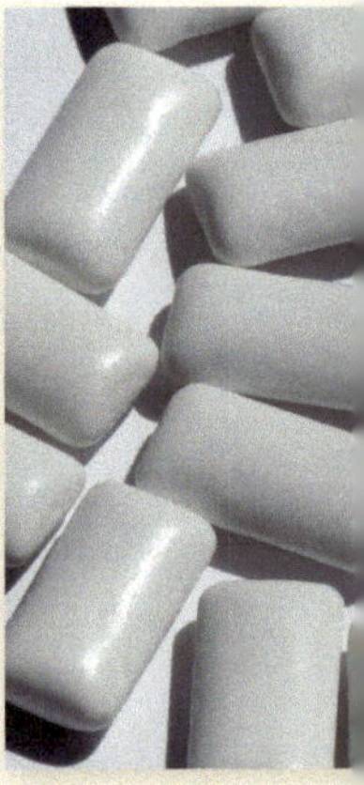

Polyole kommen aber auch natürlich vor. Größere Mengen an Sorbitol finden sich z. B. in Äpfeln, Birnen, Pflaumen und Pfirsichen. Polyole werden in unserem Dünndarm so gut wie nicht verstoffwechselt oder aufgenommen und gelangen so komplett unverdaut in den Dickdarm. Dort werden sie wie die anderen FODMAPs auch durch Bakterien vergärt.

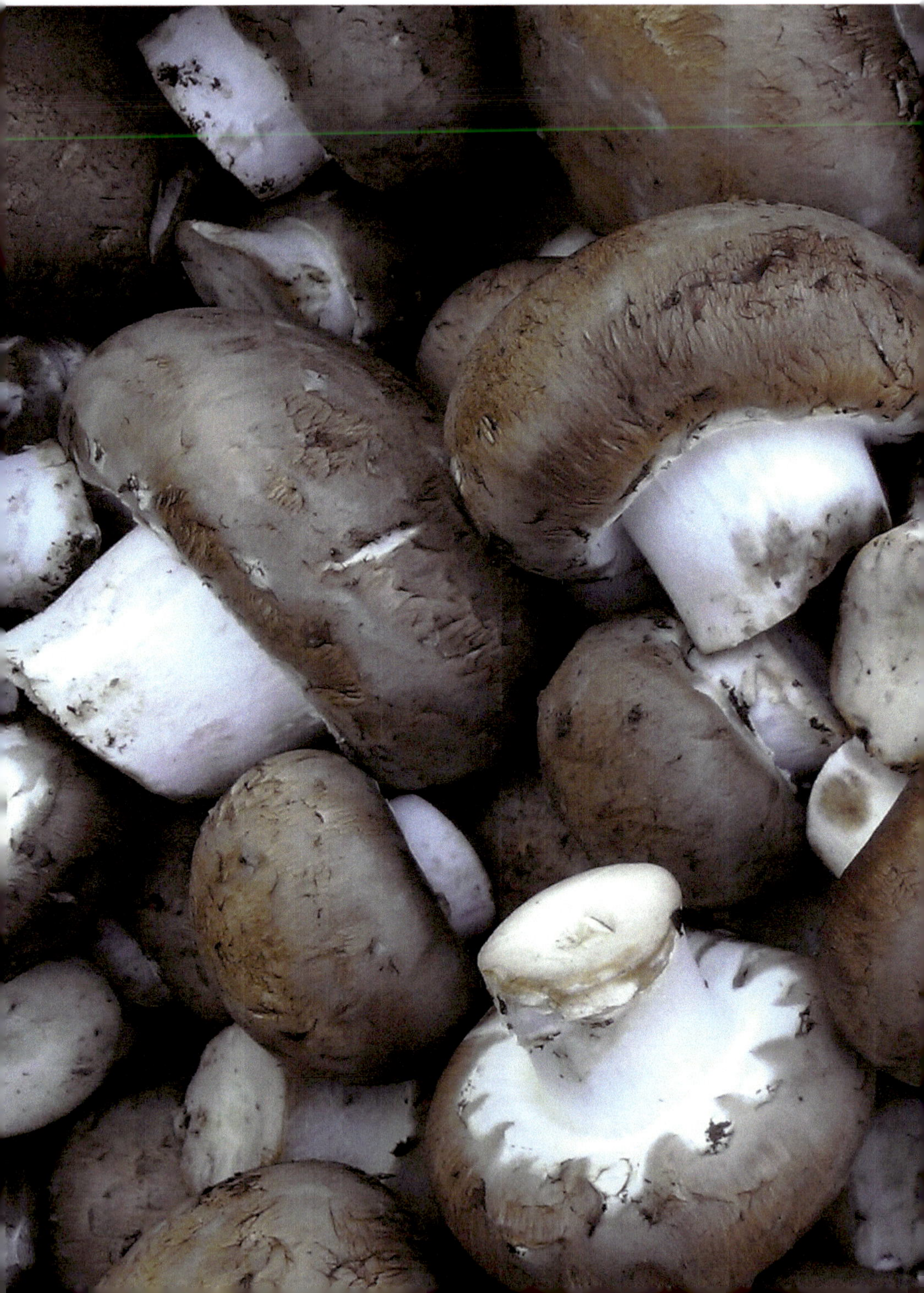

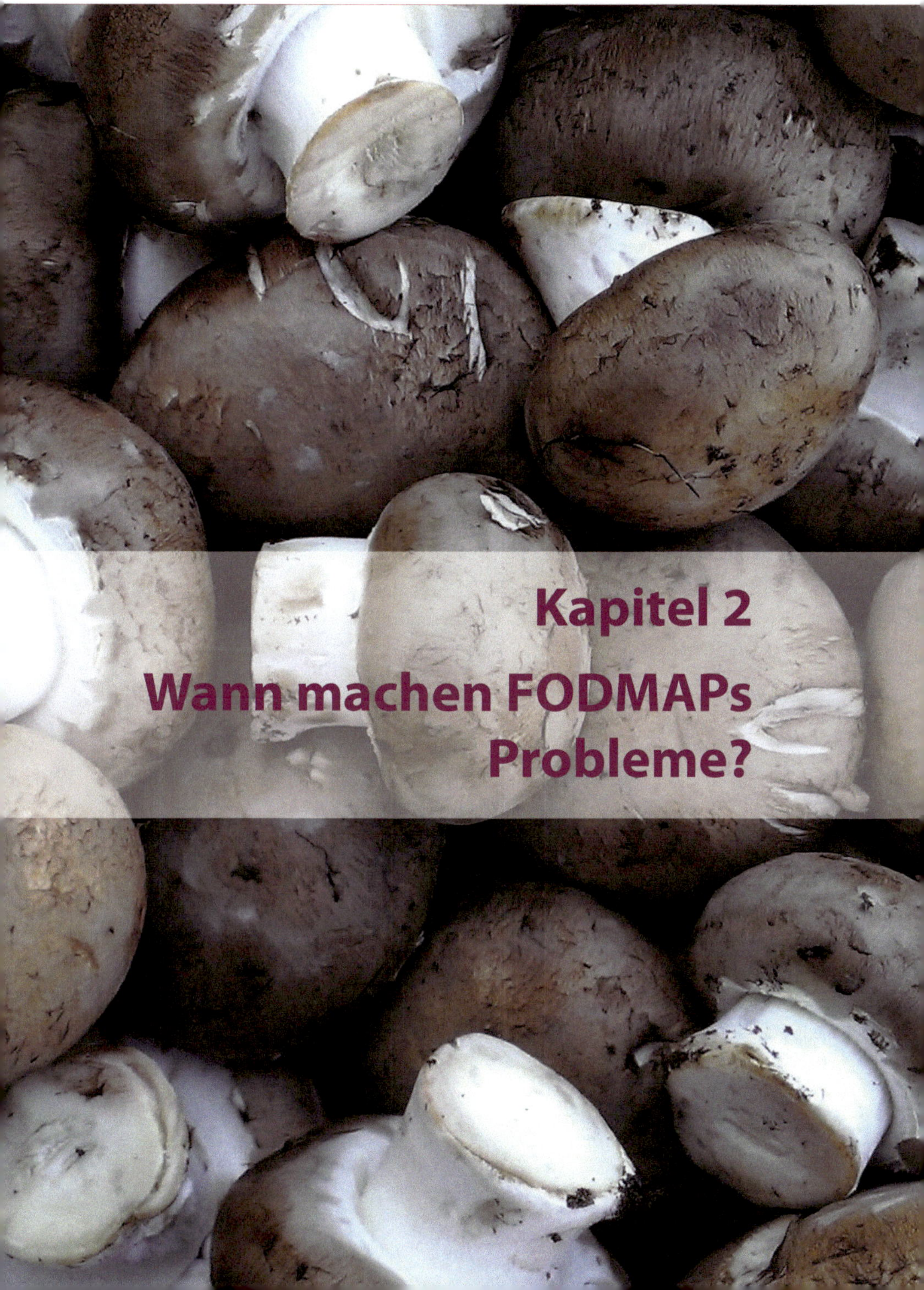

Kapitel 2
Wann machen FODMAPs Probleme?

Welche Beschwerden machen FODMAPs?

FODMAPs, genauer gesagt ein Überfluss an FODMAPs, verursacht hauptsächlich Verdauungsbeschwerden. In verschiedensten Studien konnte inzwischen beobachtet werden, dass eine FODMAP-reiche Ernährung zahlreiche verschiedenartige Beschwerden zunehmen lässt und eine FODMAP-arme Ernährung Beschwerden reduziert. Bei den durch FODMAPs verschlimmerten Verdauungsbeschwerden handelt es sich um Blähungen, Flatulenz, Bauchschmerzen, Durchfall, Verstopfung, Sodbrennen und Übelkeit.

Interessant ist, dass sich in mehreren Studien sogar Abgeschlagenheit, ein verminderter Antrieb, Müdigkeit, Lethargie und eine schlechte Stimmungslage unter einer FODMAP-Diät besserten. Dies kann am ehesten dahingehend bewertet werden, dass Verdauungsbeschwerden den gesamten Körper in Mitleidenschaft ziehen. Bemerkenswert ist auch, dass die durch eine FODMAP-arme Diät erzielbaren Verbesserungen mindestens so gut sind wie die Verbesserungen durch Medikamente oder Probiotikatherapien.

! Ein Übermaß an FODMAPs kann zu Verdauungsbeschwerden führen, vor allem zu Blähungen, Flatulenz, Bauchschmerzen, Durchfall, Verstopfung und Sodbrennen. Aber auch zu Müdigkeit und Abgeschlagenheit.

Verursachen FODMAPs bei allen Symptome?

Nein. FODMAPs werden zwar bei allen schlecht verdaut, also bei völlig Gesunden und bei Patienten mit Verdauungsbeschwerden, Symptome entstehen aber nicht bei allen. Symptome entstehen nur bei manchen, genauer gesagt bei denjenigen, bei denen der Darm eben sensibler und anfälliger ist.

Die Grenze hierbei ist fließend, und so erklärt es sich auch, dass auch Gesunde gelegentlich einen Tag mit Blähungen, vermehrtem Darmgas oder weichem Stuhl haben können. Nur stört dies nicht, sofern es selten auftritt. Wir alle kennen die Wahrheit hinter dem Satz: Jedes Böhnchen gibt ein Tönchen.

Warum verursachen FODMAPs bei manchen Symptome?

Die Gründe dafür, dass bei manchen Menschen nach dem Verzehr von FODMAPs Beschwerden auftreten, sind

- eine Hypersensitivität des Darmes, also ein sensibler Darm,
- Veränderungen in der Aktivität der Darmmuskulatur, also eine veränderte Transportgeschwindigkeit und
- eine Veränderung der Zusammensetzung der Darmbakterien mit dem Ergebnis einer Veränderung der durch FODMAPs ausgelösten Gasbildung.

Was passiert mit den FODMAPs im Dünndarm?

Im Dünndarm werden die FODMAPs weder verdaut noch aufgenommen, die FODMAPs werden unverändert in den Dickdarm weiter transportiert. Während dieses Transports binden die FODMAPs Wasser im Dünndarm. Diese Wasserbindung wird osmotische Aktivität genannt. Das vermehrt im Darm gebundene Wasser trägt dabei zum Symptom Durchfall bei. Die vermehrte Gasbildung im Dünndarm löst Bauchschmerzen aus, gerade der Dünndarm ist sehr sensitiv.

Außerdem wird vermutet, dass gerade bei Reizdarmpatienten zusätzlich eine bakterielle Fehlbesiedelung des Dünndarms besteht. Diese Fehlbesiedelung des Dünndarms mit Bakterien hätte dann zur Folge, dass die durch FODMAPs ausgelösten Symptome noch früher und noch intensiver nach Nahrungsaufnahme auftreten, da zusätzliche Darmgase schon früher im Verdauungsprozess entstehen können, nämlich bereits im Dünndarm. Tatsächlich gibt es sehr gute Belege, dass bei Reizdarmpatienten eine bakterielle Fehlbesiedelung des Dünndarms häufiger vorkommt als bei nicht davon Betroffenen. Der direkte Zusammenhang zwischen der bakteriellen Fehlbesiedelung bei diesen Patienten und der Entstehung von Symptomen durch eine vermehrte FODMAP-Aufnahme mit der Ernährung ist aber noch nicht erbracht.

Was passiert mit den FODMAPs im Dickdarm?

FODMAPs werden im Dickdarm von Bakterien vergärt. Durch die Vergärung entstehen Darmgase und andere Abbauprodukte. Die Darmgase führen zu Blähungen, Flatulenz und Bauchschmerzen. Unter den FODMAPs gibt es kurzkettigere und langkettigere FODMAPs. Die kurzkettigen FODMAPs werden von den Darmbakterien sehr viel rascher vergärt als die langkettigen, sodass es bei der Vergärung von Laktose zum Beispiel sehr viel rascher zur Bildung von Darmgasen kommt, verglichen zur Vergärung von langkettigeren FODMAPs.

Weiterhin entstehen durch die Vergärung von FODMAPs im Dickdarm Abbauprodukte, die sowohl Wasser im Darm binden als auch den Darm aktiv dazu veranlassen, Wasser in den Darm abzugeben. Beides führt zu weichem Stuhl oder sogar zu Durchfall.

Die Vergärung im Dickdarm und die damit entstehenden Abbauprodukte verursachen noch mehr: In gewissen Grenzen wird auch

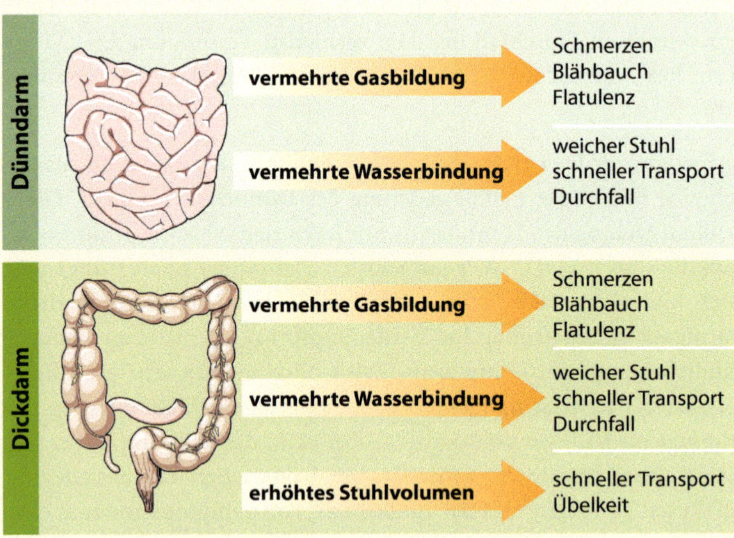

Mechanismen der Symptomentstehung durch FODMAPs.

die Zusammensetzung der Bakterienflora im Dickdarm verändert, Dickdarmschleimhautzellen und entzündliche Vorgänge in der Dickdarmwand verändern sich und es kommt zu einer erhöhten Durchlässigkeit der Dickdarmwand zum Beispiel für Bakterien. Diese erhöhte Durchlässigkeit wiederum fördert Entzündungsvorgänge der Dickdarmwand.

Lassen sich die FODMAP-Effekte beim Menschen nachweisen?

Eine FODMAP-reiche Ernährung führt zu einer Zunahme von Darmgas und einer Zunahme von Flatulenz und Verdauungsbeschwerden. Eine wissenschaftliche Untersuchung hat dies sowohl für Patienten mit einem Reizdarmsyndrom als auch für darmgesunde Personen gezeigt. Interessant ist dabei, dass sowohl bei Gesunden als auch bei Patienten mit einem Reizdarmsyndrom die Menge an Darmgas, die durch die FODMAP-reiche Ernährung entsteht, gleich ist, die Patienten aber über stärkere Symptome und eine ausgeprägtere Flatulenz berichten. Dieses Phänomen wird durch den hypersensitiven Darm erklärt. Interessant ist auch, dass bei Patienten mit einem Reizdarm die Darmflora unter einer dauerhaft FODMAP-reichen Ernährung, verglichen mit Gesunden, stärker verändert ist. Die Bedeutung dieser Veränderungen der Darmflora ist leider noch unklar.

Welche Endprodukte entstehen bei der Vergärung von FODMAPs?

Bei der Vergärung von FODMAPs entstehen Gase, kurzkettige Fettsäuren und Milchsäuren. Bei den entstehenden Gasen handelt es sich hauptsächlich um Wasserstoff (H_2) und Kohlendioxid (CO_2), in etwas kleinerer Menge entstehen auch Ammoniak (NH_3), Sauerstoff (O_2), Methan (CH_4) und Stickstoff (N_2) sowie die faulig riechenden Gase Methanethiol (CH_4S), Schwefelwasserstoff (H_2S) und Dimethylsulfid ($(CH_3)_2S$). Bei den kurzkettigen Fettsäuren handelt es sich um Azetat, Butyrat und Propionat, die teilweise auch zu einer Geruchsbelästigung führen.

Gibt es FODMAP-Effekte außerhalb des Darms?

Die meisten der bekannten Effekte durch FODMAPs entstehen direkt im Dickdarm durch die Vergärung und deren Endprodukte. Diese Endprodukte verursachen Veränderungen direkt im Dickdarm, die wiederum zu Symptomen führen. Es gibt Hinweise, dass einzelne FODMAPs auch andere Wirkungen in unseren Körper, also fernab vom Dickdarm, verursachen.

Bei Patienten mit einem Reizdarmsyndrom und einer Fruktosemalabsorption oder Laktoseintoleranz wurde beobachtet, dass eine zeitgleich bestehende milde Depression durch eine fruktose- oder laktosefreie Diät deutlich gebessert werden konnte. Die Frage, ob die Depression durch die Fruktosemalabsorption oder die Laktoseintoleranz entstanden ist, also direkt mit der Erkrankung zu tun hat, oder ob die Depression durch die langjährigen dauerhaften Symptome entstanden ist, also indirekt infolge der Erkrankung, ist aktuell unbeantwortet.

Deutlich besser belegt ist ein Zusammenhang zwischen einer Aufnahme von Frukto-Oligosacchariden, die zu den FODMAPs gehören, und dem Entstehen von Sodbrennen. Frukto-Oligosaccharide können ein Zurückfließen von Mageninhalt und Magensäure in die Speiseröhre verschlimmern und dadurch Sodbrennen verursachen.

Wie verursachen Darmgase Beschwerden?

Bei der Vergärung von FODMAPs entstehen unter anderem Gase in größeren Mengen. Diese Gase verursachen Symptome wie Blähungen, Flatulenz und Bauchschmerzen. Der Mechanismus, wie diese Gase im Darm Symptome verursachen, ist gut bekannt. In verschiedenen Studien wurde gezeigt, dass Gase, die in das Darmlumen gegeben wurden, Blähungsgefühle und Bauchschmerzen auslösen.

Dabei ist die Stärke der messbaren Symptome abhängig von der Menge an Darmgas. Je mehr Darmgas und Flüssigkeit sich in Dünn- und Dickdarm befinden, desto mehr wird der Darm von innen aufgedehnt und aufgebläht, was sich wiederum in Blähungen, Flatulenz, Bauchschmerzen und weichem Stuhlgang äußert. Auch die Häufigkeit der Stuhlgänge erhöht sich durch die Vermehrung des Darminhalts. Zum einen, weil mehr Stuhlvolumen entsteht, und zum anderen, weil die vermehrte Darmfüllung die Darmaktivität anregt und es dadurch häufiger zu Stuhldrang und Stuhlentleerungen kommt.

Ungeklärt bleibt aktuell lediglich, wieso ein Zuviel an FODMAPs in der Ernährung bei einer kleinen Gruppe von Menschen auch zu Verstopfung und hartem Stuhl führen kann. Unabhängig von einer fehlenden Erklärung profitieren aber auch Patienten mit hartem Stuhl und Verstopfung von einer FODMAP-Diät.

Neben Bauchschmerzen berichten viele Patienten auch über das Gefühl gebläht zu sein und bei einigen werden die Blähungen tatsächlich durch eine Vergrößerung des Bauchumfangs erkennbar. Dieser Einfluss von Darmgasen auf die Entstehung von Symptomen ist nicht nur bei Patienten mit einem Reizdarmsyndrom – also schon bestehenden Problemen – nachweisbar, sondern auch bei Personen ohne ein Reizdarmsyndrom. Lediglich die Reizschwelle, ab der eine gewisse Menge an Darmgas wahrgenommen werden kann bzw. als schmerzhaft empfunden wird, ist bei Reizdarmpatienten und bei Personen ohne ein Reizdarmsyndrom unterschiedlich.

Dieser Mechanismus, dass Darmgase Symptome auslösen, ist insbesondere für Darmgas im Dickdarm und Darmgase im letzten Drittel des Dünndarms belegt. Die Dehnung des Darmes von innen muss nicht unbedingt durch Gase erfolgen. Auch Dehnungen, die durch feste oder flüssige Bestandteile im Darminneren verursacht werden, können Symptome verursachen.

Im Zusammenhang mit den FODMAPs ist dies deshalb von Bedeutung, da bei der bakteriellen Vergärung der FODMAPs neben Gasen auch andere bakterielle Abbauprodukte entstehen. Diese bakteriellen Abbauprodukte führen dazu, dass Flüssigkeit in das Darminnere einströmt und dass dadurch der flüssige und feste Darminhalt vermehrt wird. Beides trägt zusätzlich zur Füllung durch Darmgase zu einer vermehrten Füllung des Darms bei und verstärkt die Symptome, sodass FODMAPs über verschiedenste Abbauprodukte zu Symptomen bzw. einer Verstärkung der Symptome führen.

Unser Darm ist darauf ausgerichtet, Gase, Flüssigkeiten und Nahrungsbestandteile aus dem Darm in den Körper aufzunehmen, das steht außer Frage. Wenn unsere Ernährung aber zu reich an FODMAPs ist, dann entstehen Darmgase zu schnell und in zu großer Menge, und im Darm wird insbesondere durch die kurzkettigen FODMAPs und deren Abbauprodukte auch noch sehr viel Wasser gebunden. Da unser Körper dies nicht mehr kompensieren kann, entstehen dann die unangenehmen Symptome. Die Daten wissenschaftlicher Studien sind eindeutig und sprechen für die FODMAP-Diät. Weniger FODMAPs verursachen weniger Darmgase und weniger Darminhalt. Dieses Weniger an Darmgasen und Darminhalt verursacht weniger Verdauungsbeschwerden.

Viszerale Hypersensitivität

Beim Reizdarmsyndrom wird die Hypersensitivität des Darms viszerale Hypersensitivität oder auch empfindliche Eingeweide genannt. Diese Hypersensitivität lässt sich bei Patienten mit einem Reizdarmsyndrom regelmäßig nachweisen. Die dazu notwendigen Tests werden in der medizinischen Praxis nicht angeboten, weil sich aus der erhältlichen Information keine Therapieentscheidungen ableiten lassen, die Patienten im weitesten Sinne also keinen Vorteil von solchen Tests haben. Manchmal werden diese Hypersensitivitätstests bei wissenschaftlichen Studien durchgeführt. Das Testprinzip ist sehr einfach.

Ein Ballon wird zunächst in den Enddarm eingeführt und dann wird der Ballon in kleinen Schritten aufgeblasen. Ab einer gewissen Füllung wird dieser Ballon dann wahrgenommen, dies wird Wahrnehmungsschwelle genannt. Wenn der Ballon nun weiter aufgeblasen wird, dann schlägt die Wahrnehmung in Missempfindungen und Schmerzen um, dies wird Schmerzschwelle genannt. Diese Schwellen sind bei jedem messbar. Bei Patienten mit einem Reizdarmsyndrom sind diese Schwellen verschoben. Der Ballon wird früher wahrgenommen und auch die Dehnung wird früher als schmerzhaft empfunden. Ein sehr einfacher Test, der einfach und bildlich beschreibt, was bei Patienten mit einem Reizdarmsyndrom dazu führt, dass Bauchschmerzen und andere Symptome auftreten.

> **!** Bei Patienten mit einem Reizdarmsyndrom ist die Sensitivität im Verdauungstrakt erhöht, sie nehmen Schmerzen mit einer höheren Intensität wahr.

Woher die Hypersensitivität des Darms kommt, ist nicht geklärt. Es werden z. B. beim Reizdarmsyndrom verschiedenste Ursachen diskutiert: erbliche Faktoren, Umwelteinflüsse und neben vielen weiteren Faktoren auch die Darmflora. Leider gibt es für die Frage, warum die viszerale Hypersensitivität auftritt, noch keine ausreichende Antwort. Das Testprinzip hilft uns aber in einem anderen Punkt weiter. Der Testballon ist nichts anderes als ein Stellvertreter für Darmgase. Die Darmgasfüllung ist es also, die bei Patienten mit einem sensiblen Darm oder einem Reizdarmsyndrom zu Missempfindungen und Schmerzen führt. So lässt sich auch erklären, wieso die gleiche Menge an Darmgas bei einem Gesunden keine Beschwerden verursacht, bei einem Patienten mit einem Reizdarmsyndrom aber schon.

Aktivität der Darmmuskulatur und Transportgeschwindigkeit

Ein weiterer Punkt ist bei der Entstehung von Symptomen durch FODMAPs von Bedeutung. Sehr gut bekannt ist, dass bei Patienten mit einem Reizdarmsyndrom die Muskulatur der Darmwand auf Dehnungsreize mit gesteigerter Muskelaktivität im Sinne von kräftigeren Muskelkontraktionen antwortet. Dadurch kommt es zu Bauchkrämpfen und einem gesteigerten und gehäuften Stuhldrang. Aus diesem Grund verursachen vermehrte Darmgase, wie sie nach FODMAP-Konsum entstehen, Bauchkrämpfe und Stuhldrang.

Veränderungen der Darmflora

Mehrere klinische Studien haben gezeigt, dass bei Patienten mit einem Reizdarmsyndrom die Zusammensetzung der Darmflora im Vergleich zu einem Darmgesunden deutlich verändert ist. Wir wissen aber derzeit über die „normale" Zusammensetzung der Darmflora noch nicht genug, sodass die Veränderungen der Darmflora bei

Patienten mit einem Reizdarmsyndrom nicht eingeordnet werden können. Deshalb ist auch nicht klar, welche Bakterien mit welchen Veränderungen einhergehen, welche Bakterien an der Entstehung der Symptome beteiligt sind und welche Konsequenzen die nachgewiesenen Veränderungen der Darmflora bei Patienten mit einem Reizdarmsyndrom haben. Es ist aber denkbar, dass manche Bakterien FODMAPs stärker und manche Bakterien FODMAPs schwächer vergären; lediglich der Beweis, dass dies bei Patienten mit einem Reizdarmsyndrom auch so ist, steht noch aus.

! Patienten mit einem Reizdarmsyndrom zeigen eine veränderte Darmflora im Vergleich mit Darmgesunden. So könnte es sein, dass manche Bakterien mit FODMAPs besser umgehen können als andere.

Interessant ist, dass es abhängig davon, ob wir uns FODMAP-reich oder FODMAP-arm ernähren, zu Veränderungen der Zusammensetzung der Darmflora kommt. Eine FODMAP-arme Ernährung führt z. B. dazu, dass viel weniger verschiedene Bakterien aus der Gruppe der Clostridien vorhanden sind. Da sich in dieser Gruppe der Clostridien zahlreiche Krankheitserreger, Lebensmittelverderber oder Lebensmittelvergifter verstecken, ist es denkbar, dass die Veränderungen der Darmflora unter einer FODMAP-armen Diät zur Verbesserung der Verdauungsbeschwerden beitragen.

Sind die FODMAP-Effekte nachweisbar?

Ja, für jeden einzelnen Schritt der FODMAP-Hypothese gibt es Belege, die sich an Untersuchungen an Menschen zeigten. Es wurde nachgewiesen, dass FODMAPs tatsächlich im Dünndarm kaum bzw. gar nicht in den Körperkreislauf aufgenommen werden und in den Dickdarm gelangen, wo sie von Bakterien vergärt werden. Es ist weiterhin nachgewiesen, dass diese Vergärung dazu führt, dass das Stuhlvolumen zunimmt, dass das Stuhlvolumen insbesondere durch eine Zunahme der flüssigen Komponenten zunimmt und dass vermehrt Darmgase entstehen. Für einzelne FODMAPs wie zum Beispiel Fruktose, Sorbitol, Laktose und Frukto-Oligosaccharide ist belegt, dass sie in hoher Menge auch bei gesunden Menschen Symptome verursachen können und dass diese Symptome bei Reizdarmpatienten schon bei sehr viel niedrigeren Mengen auftreten. Aus zahlreichen klinischen Untersuchungen ist auch bekannt, dass sich die Wirkungen der einzelnen FODMAPs potenzieren, wenn diese gemeinsam aufgenommen werden, wie es in unserer Mischkost üblich ist.

Das synthetische FODMAP Laktulose

Laktulose ist ein künstlich hergestellter Zweifachzucker, der aus Fruktose und Galaktose besteht. Im Darm kann Laktulose nicht in die einzelnen Zucker gespalten werden, sodass Laktulose im Darm nicht aufgenommen werden kann. Natürliche Quellen für Laktulose gibt es nicht, streng genommen ist Laktulose ein synthetisch hergestelltes FODMAP.

Interessant ist die eigentliche Verwendung von Laktulose. Laktulose wird als Abführmittel verwendet und zeichnet sich insbesondere durch eine sehr gute Wasserbindungskapazität im Darminnern aus. Dadurch hat Laktulose einen abführenden Effekt und bewirkt, dass der Stuhl weicher wird. Wie die anderen FODMAPs führt auch Laktulose, durch Vergärung im Dickdarm, zur Bildung von Darmgasen. Deshalb werden bei Einnahme von Laktulose, neben der abführenden Wirkung und dem flüssigeren, weicheren Stuhl, als Nebenwirkungen häufig Blähungen berichtet.

Im Grunde genommen sind die Wirkungen des Abführmittels Laktulose der beste Beweis für die FODMAP-Theorie.

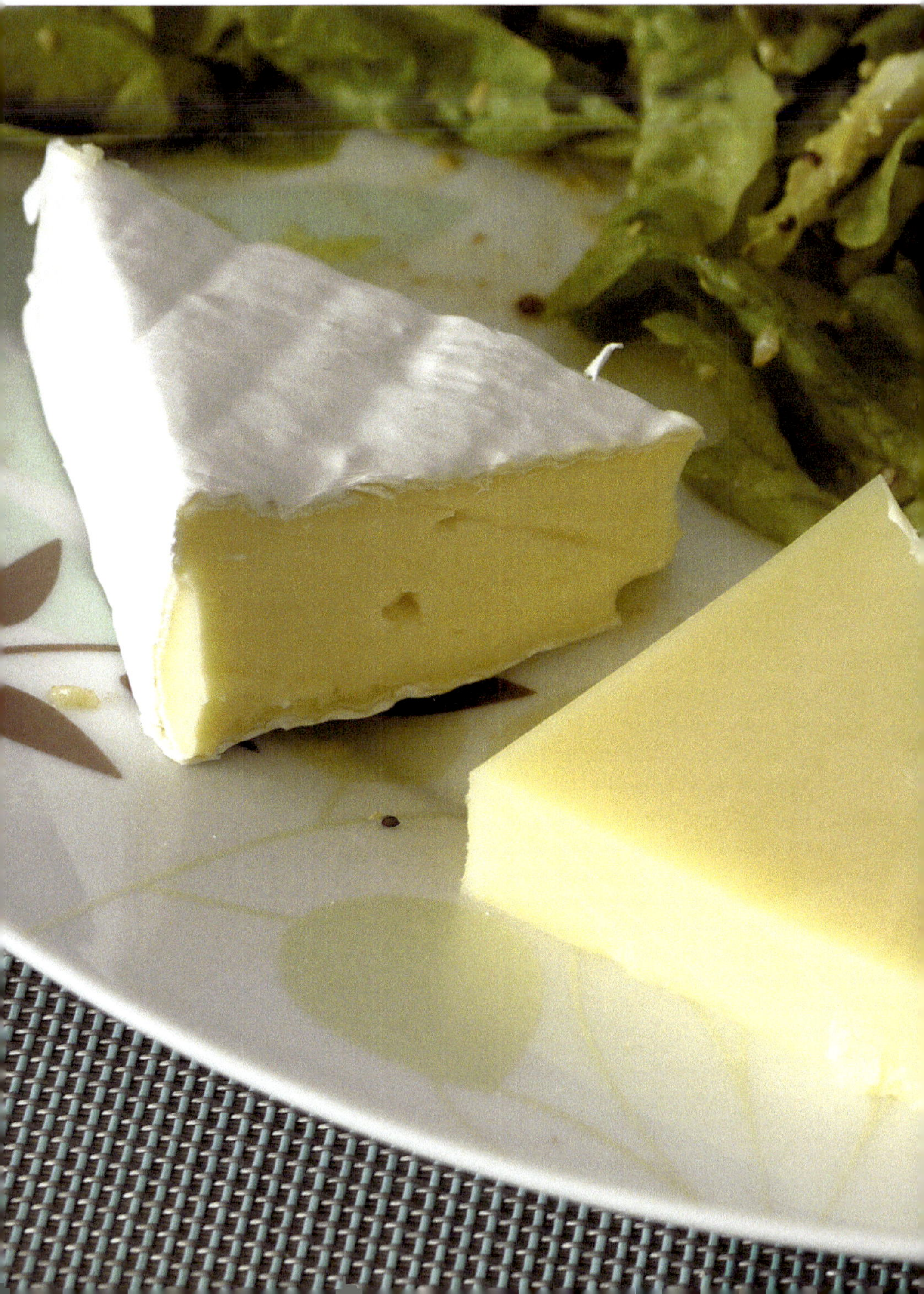

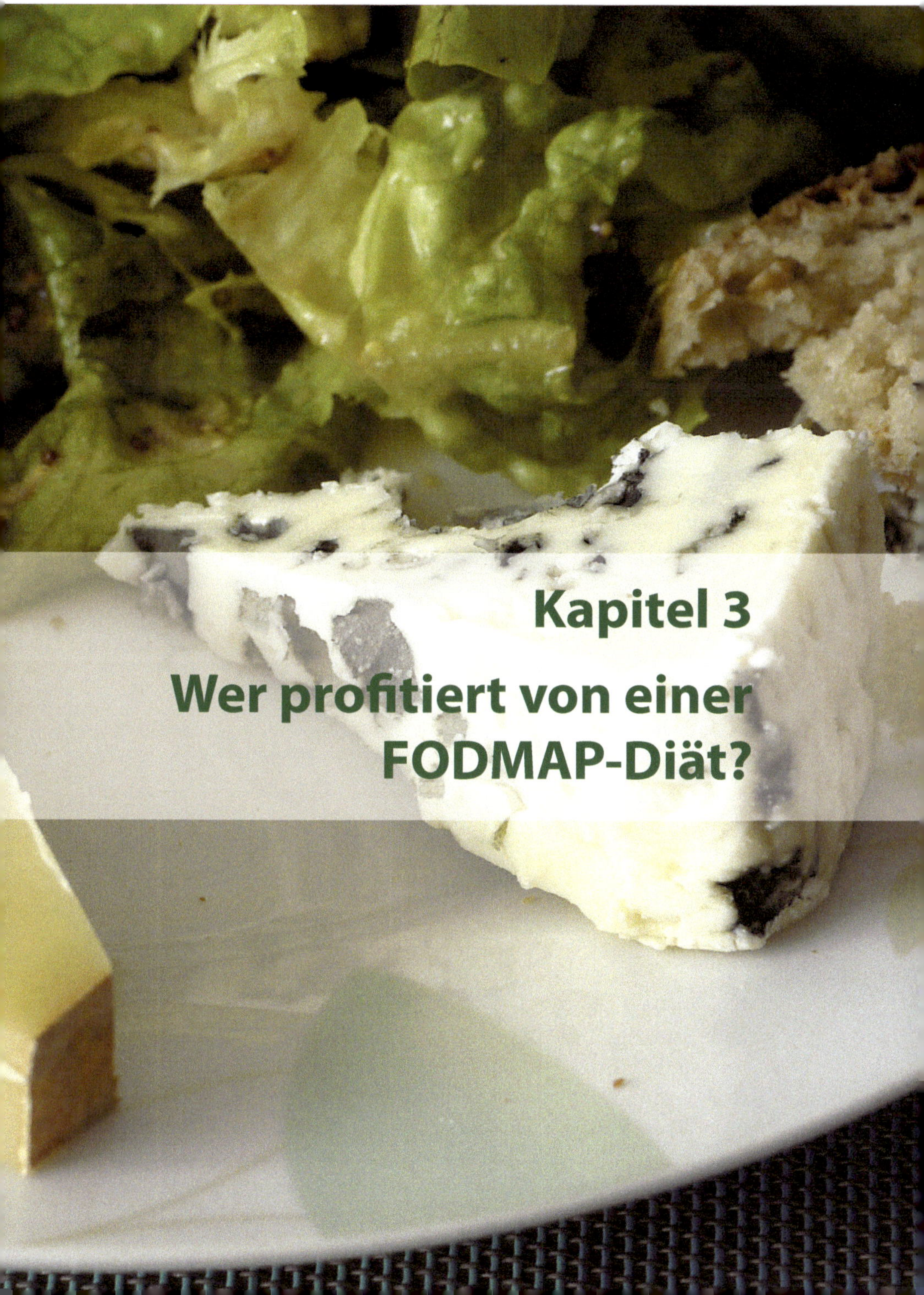

Kapitel 3

Wer profitiert von einer FODMAP-Diät?

Das FODMAP-Konzept ist sehr neu und wurde noch nicht bei vielen Erkrankungen untersucht. Sehr gut untersucht ist die FODMAP-Diät bei Patienten mit einem Reizdarmsyndrom, bei Blähungen und Durchfall. Bei anderen Erkrankungen zeigen sich auch Vorteile, nur ist die aktuelle Studienqualität noch nicht so gut. Im Folgenden werden die Erkrankungen und Symptome geschildert, bei denen nach heutiger Erkenntnis eine FODMAP-Diät Erfolg versprechend ist.

Für wen ist eine FODMAP-Diät geeignet?

<table>
<tr><th>FODMAP-Diät
• sicher hilfreich
• in klinischen Studien getestet</th><th>FODMAP-Diät
• hilfreich
• noch nicht in klinischen Studien getestet</th></tr>
<tr><td>Reizdarmsyndrom bei Kindern und Erwachsenen</td><td>FODMAP-Intoleranz</td></tr>
<tr><td>chronisch entzündliche Darmerkrankungen wie Morbus Crohn und Colitis ulcerosa, bei denen Symptome bestehen, obwohl die Darmentzündung gut unter Kontrolle ist</td><td>unspezifische Magen-Darm-Beschwerden (Blähungen, Bauchschmerz, Durchfall)</td></tr>
<tr><td>Weizensensitivität (Weizenunverträglichkeit)</td><td>Fruktosemalabsorption ohne ausreichendes Ansprechen auf eine fruktosefreie Diät</td></tr>
<tr><td rowspan="2">Patienten, die im Krankenhaus unter Durchfall oder anderen Symptomen leiden</td><td>Laktoseintoleranz ohne ausreichendes Ansprechen auf eine laktosefreie Diät</td></tr>
<tr><td>Patienten, bei denen der Dickdarm entfernt wurde und bei denen häufige weiche oder flüssige Stuhlgänge bestehen</td></tr>
</table>

Welche Erkrankungen verursachen Verdauungsbeschwerden?

Eine Vielzahl von Erkrankungen geht mit Verdauungsbeschwerden und gastrointestinalen Symptomen einher. Dieses Buch ersetzt keinen Arztbesuch und es ist wichtig, bei Symptomen zunächst einen Arzt aufzusuchen, um schwerwiegende Erkrankungen auszuschließen. Oftmals lassen sich aber gerade für Verdauungsbeschwerden keine erklärenden Ursachen finden und es wird die Diagnose eines Reizdarmsyndroms gestellt. In diesen Fällen ist eine FODMAP-Diät vielversprechend. Ob auch bei Verdauungsbeschwerden, die durch eine Divertikelerkrankung des Dickdarms verursacht werden, eine FODMAP-Diät Erfolg versprechend ist, ist in Studien bisher nicht geklärt. Gerade aber wenn Blähungen und weicher Stuhl die Hauptsymptome sind, ist es einen Versuch wert.

Reizdarmsyndrom

Das Reizdarmsyndrom ist eine häufige Erkrankung. Die Patienten berichten über Blähungen, Flatulenz, Bauchschmerzen und Veränderungen des Stuhlgangs. Dabei kann der Stuhl sowohl zu weich, manchmal sogar flüssig, zu hart, zu oft oder zu selten sein. Diese Symptome und Stuhlgangsveränderungen bestehen dabei nicht immer, sondern sie können auch nur an einzelnen Tagen auftreten. Es ist auch nicht unüblich, dass die Symptome durcheinander oder abwechselnd auftreten.

Die Ursachen, die zu einem Reizdarmsyndrom führen, sind nicht vollständig geklärt. Neben einer erblichen Komponente spielen auch Magen-Darm-Infekte, Umweltfaktoren und Ernährungsfaktoren eine Rolle. Das Zusammenspiel all dieser Faktoren lässt ein ausgesprochen uneinheitliches Krankheitsbild entstehen, bei dem die Betroffenen über viele Jahre nicht wissen, was ihnen fehlt und bei denen über Jahre viele Arztbesuche und Untersuchungen stattfinden.

Die Diagnose eines Reizdarmsyndroms wird gestellt, wenn die oben genannten Verdauungsbeschwerden regelmäßig auftreten und die Lebensqualität dadurch eingeschränkt wird. Die vom Arzt angeordneten Untersuchungen dienen dem Ausschluss anderer Erkrankungen, die die Symptome erklären könnten. Je nachdem, welches das Hauptsymptom ist, lassen sich verschiedene Verlaufsformen unterscheiden. Heutzutage wird das Reizdarmsyndrom dann in ein Reizdarmsyndrom mit Durchfall, ein Reizdarmsyndrom mit Verstopfung, ein Reizdarmsyndrom mit Bauchschmerzen, ein Reizdarmsyndrom mit Blähungen oder ein Reizdarmsyndrom mit wechselnden Symptomen unterschieden. Wichtig ist bei dieser Unterscheidung, dass trotz der Benennung nach dem Hauptsymptom auch andere Verdauungsbeschwerden zeitgleich auftreten können.

Verschiedene Verlaufsformen des Reizdarmsyndroms:

- Durchfalltyp
- Verstopfungstyp
- Schmerztyp
- Blähtyp
- Mischtyp

Die Behandlung eines Reizdarmsyndroms kann durch verschiedenste Maßnahmen erfolgen. Neben Medikamenten sind auch alternativmedizinische Maßnahmen und die FODMAP-Diät Erfolg versprechend.

Fruktosemalabsorption und Symptome trotz fruktosearmer Diät

Wie schon weiter vorn in diesem Ratgeber erwähnt, ist die Fruktosemalabsorption ein eigenständiges Krankheitsbild, das mit einem Atemtest gut diagnostiziert werden kann. Die Behandlung sieht dann eine fruktosereduzierte Diät vor, eine FODMAP-Diät ist nicht notwendig. Einige Patienten mit einer Fruktoseintoleranz weisen aber trotz einer fruktosereduzierten Diät weiterhin Verdauungsbeschwerden auf.

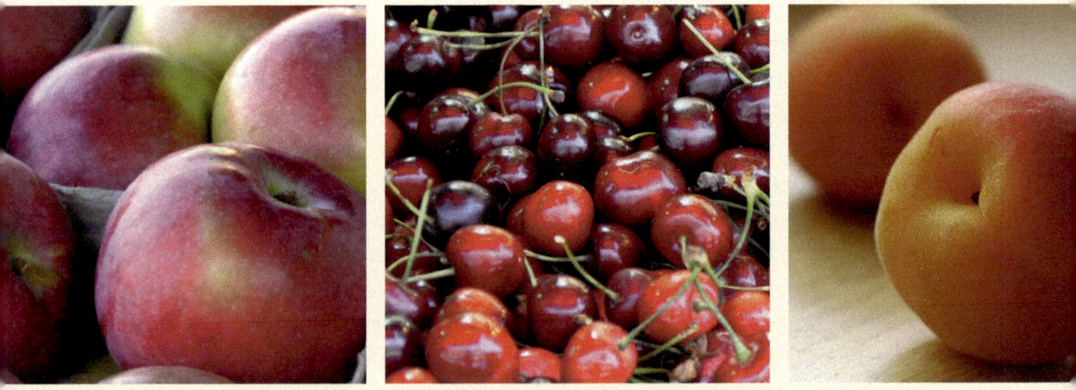

Fruktosemalabsorption und Reizdarmsyndrom treten auch gleichzeitig auf.

Dies kann daran liegen, was nicht ungewöhnlich ist, dass eine Fruktosemalabsorption und ein Reizdarmsyndrom gleichzeitig vorliegen. Beide Erkrankungen sind häufig und können daher auch gleichzeitig vorkommen. In solch einem Fall ist es einen Versuch wert, die fruktosereduzierte Diät auf eine FODMAP-reduzierte Diät auszuweiten. Solch ein Versuch sollte nicht länger als 6–8 Wochen durchgeführt werden und eine Fortsetzung der FODMAP-Diät empfiehlt sich nur, wenn Sie das Gefühl haben, dass sich Ihre Beschwerden deutlich bessern.

Laktoseintoleranz und Symptome trotz laktosearmer Diät

Die Laktoseintoleranz wird, wie oben bei der Fruktosemalabsorption beschrieben, mit speziellen Atemtests diagnostiziert. Wenn eine Laktoseintoleranz gesichert ist, besteht die Therapie aus einer laktosefreien oder zumindest laktosereduzierten Diät. Bei den meisten Patienten führt das zu einer guten Kontrolle ihrer Symptome. In einigen Fällen bestehen trotz laktosefreier Diät weiterhin Verdauungsbeschwerden. In dieser Situation kann eine FODMAP-Diät versucht werden. Die FODMAP-Diät sollte zunächst für 6-8 Wochen eingehalten werden. Wenn die Symptome dadurch gebessert wurden, kann diese fortgesetzt werden. Wenn nicht, sollte die Diät wieder beendet werden.

Zöliakie

Die Zöliakie ist eine Autoimmunerkrankung, bei der eine Immunreaktion gegen Gluten zu einer Entzündung des Dünndarms und zu Symptomen führt. Diese Symptome beinhalten unter anderem Blähungen und Durchfall, sodass wenn Blähungen und Durchfall bestehen, auch an eine Zöliakie gedacht werden sollte.

Gluten ist ein Eiweiß, das in Weizen, Roggen und Gerste vorkommt. Gluten wird häufig auch Klebereiweiß oder Getreidekleber genannt. Eine Zöliakie wird mit einer glutenfreien Kost behandelt. Diese glutenfreie Kost unterscheidet sich aber deutlich von der FODMAP-Diät. Es ist im Rahmen einer FODMAP-Diät nicht notwendig, sich glutenfrei zu ernähren, und ohne eine diagnostizierte Zöliakie wird eine strikt glutenfreie Diät auch nicht empfohlen.

Die Zöliakie kann von einer Weizenallergie und einer Weizensensitivität sehr gut abgegrenzt werden. Hierbei helfen Gewebeuntersuchungen vom Dünndarm und Blutuntersuchungen, in denen Antikörper gegen Gluten, die sogenannten Gewebe-Transglutaminase-Antikörper, nachgewiesen werden können. Diese Antikörper beweisen eine Zöliakie. Da die Zöliakie nicht gegen Weizen, sondern gegen den Getreidekleber Gluten gerichtet ist, ist die notwendige Diät eine glutenfreie Diät, also weizen-, roggen- und gerstefrei.

Sofern bei Ihnen eine Zöliakie vorliegt, ist die FODMAP-Diät keine geeignete Diätform. Allenfalls wenn trotz strenger glutenfreier Diät noch Verdauungsbeschwerden bestehen und Ihr Arzt keine anderweitige Ursache findet, die die Beschwerden erklärt, kann zusätzlich eine FODMAP-reduzierte Diät versucht werden.

Weizenallergie und Weizensensitivität

Es gibt zwei Krankheitsbilder, die der Zöliakie sehr ähnlich sind, nämlich die Weizenallergie und die Weizensensitivität, auch Weizenunverträglichkeit genannt, die häufig miteinander verwechselt werden. Medizinisch korrekt heißt die Weizensensitivität eigentlich Nicht-Zöliakie-Nicht-Weizenallergie-Weizensensitivität. Verwechslungen dieser Krankheitsbilder sind sehr häufig, da diese Krankheitsbilder sehr ähnliche Symptome zeigen, mit sehr ähnlichen Unverträglichkeiten einhergehen, nämlich der Unverträglichkeit von Weizen, und mit sehr ähnlichen Maßnahmen behandelt werden, nämlich weizenfreien Diäten. Dennoch handelt es sich um unterschiedliche Erkrankungen.

Von einer Weizenallergie und einer Weizensensitivität kann die Zöliakie sehr gut abgegrenzt werden. Bei der Weizenallergie kommt es im Körper auch zur Bildung von Antikörpern. Diese Antikörper sind aber nicht gegen Gluten gerichtet, sondern die Antikörper richten sich gegen andere Weizeneiweiße wie z. B. Gliadine oder Thioredoxine. Es handelt sich bei diesem Krankheitsbild um eine echte Allergie. Nicht alle diese Antikörper können bei klinischen Laboruntersuchungen nachgewiesen werden, meist werden nur Antikörper gegen Gliadin bestimmt.

Zusätzlich zu den Verdauungsbeschwerden mit Blähungen, Bauchkrämpfen, Bauchschmerzen, Übelkeit und Durchfall können bei der Weizenallergie auch noch allergische Symptome an Haut, Lunge, Augen und Mund auftreten. Die Diagnose der Weizenallergie ist gelegentlich nicht einfach, da die uns bekannten Antikörper im Blut fehlen können. Weitere Untersuchungen wie Magen-, Dünndarm- und Dickdarmspiegelung können eine Vielzahl unspezifischer Verdachtsmomente beisteuern, aber keine definitive Diagnose ermöglichen. Wenn bei Ihnen eine Weizenallergie besteht, ist die FODMAP-Diät keine geeignete Diät.

Bei der Weizensensitivität handelt es sich um eine Erkrankung, bei der keine Antikörper gebildet werden und somit auch kein Nachweis mit Blutuntersuchungen möglich ist. Von den Symptomen her ähnelt die Weizensensitivität eher der Zöliakie. Im Vordergrund stehen Verdauungsbeschwerden. Um die Diagnose zu stellen, ist es zunächst notwendig, eine Zöliakie und eine Weizenallergie auszuschließen. Ein sorgfältig geführtes Ernährungs-Symptom-Tagebuch kann dann auf die richtige Spur führen. Begleitend werden bei der Weizensensi-

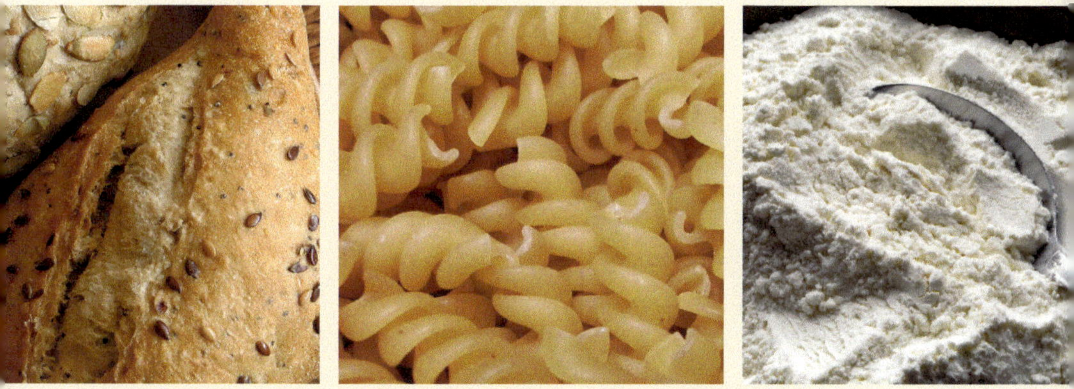

Weizenallergie, Weizensensitivität und Zöliakie werden wegen der ähnlichen Symptome häufig verwechselt, sind aber unterschiedliche Erkrankungen.

tivität aber noch zahlreiche weitere Beschwerden berichtet. Muskel-, Knochen- und Gelenkbeschwerden werden ebenso beschrieben wie Kopfschmerzen, Abgeschlagenheit, Müdigkeit und Konzentrationsstörungen. Ob all diese Symptome tatsächlich zur Weizensensitivität gehören oder ob es sich um ein komplexeres, bisher nicht völlig verstandenes Krankheitsbild handelt, wird im Moment heiß debattiert.

Es ist nicht geklärt, welche Bestandteile des Weizens zur Weizensensitivität, also zur Überempfindlichkeit führen. Der Auslöser ist vermutlich nicht der Getreidekleber Gluten, sodass der früher gelegentlich verwendete Begriff Glutensensitivität nicht mehr verwendet wird. Stark verdächtigt, die Überempfindlichkeit auszulösen, wird aktuell das Weizenprotein Amylase-Trypsin-Inhibitor (ATI). Das interessante an diesem Eiweiß ist, dass es in älteren Weizensorten deutlich weniger vorhanden ist als in moderneren Hochleistungsweizen, also Weizen, der mit modernen Methoden gezüchtet wurde, um möglichst

Unterschiede zwischen Zöliakie, Weizenallergie und Weizensensitivität

	Zöliakie	Weizenallergie	Weizensensitivität
Zeitraum von der Nahrungsaufnahme bis zu Symptomen	Wochen bis Jahre	Stunden bis Tage	Stunden bis Tage
Blutuntersuchungen	Transglutaminase-Antikörper	Weizen-IgE-Antikörper (mit Einschränkungen)	Gliadin-Antikörper (IgA oder Ig6) möglich
Hauttest	Nein	Ja	Nein
Dünndarmentzündung	ausgeprägt	leicht (möglich)	unklar, evtl. leichte Entzündung
Langfristige Komplikationen	möglich	unbekannt	unbekannt
Häufigkeit	1 : 100	vermutet: 1 : 100	vermutet: 1 : 50 – 1 : 100
Diät	glutenfrei	weizenfrei	FODMAP-Diät oder weizenreduziert

hohe Erträge zu bringen. Das wäre auch eine mögliche Erklärung, wieso die Erkrankungszahlen bei der Weizensensitivität zunehmen.

In der Literatur finden sich Hinweise, dass FODMAPs die Symptome einer Weizensensitivität auslösen können. Ein sehr wichtiger Hinweis dazu kommt aus einer klinischen Studie, bei der Patienten mit einer Weizensensitivität zwei Wochen lang mit einer FODMAP-Diät behandelt wurden. Interessanterweise hatte die FODMAP-Diät die Symptome bei allen Patienten reduziert. Auch der zweite Teil der Studie ist sehr interessant. Nach zwei Wochen der FODMAP-Diät erhielt ein Teil der Patienten ein bisschen, ein anderer Teil sehr viel Gluten zu der Ernährung zugesetzt. In beiden Gruppen traten bei einigen Patienten Symptome auf, es machte aber keinen Unterschied, ob sie nun viel oder wenig Gluten erhielten. Dies schließt aus, dass Gluten für die Symptome der Weizensensitivität verantwortlich ist.

Im Moment ist über die Weizensensitivität noch sehr wenig bekannt und es besteht ein hoher Bedarf an weiterer Forschung. Von einigen Experten wird sogar angezweifelt, dass dieses Krankheitsbild überhaupt existiert. Nach den Ergebnissen der klinischen Studien empfiehlt sich bei einer Weizensensitivität oder einer vermuteten Weizensensitivität aber auf jeden Fall ein Versuch mit einer FODMAP-Diät. Eine glutenfreie Diät erscheint bei Weizensensitivität nicht hilfreich und ob eine streng weizenfreie Diät wirksam ist, darüber gibt es keine ausreichenden Informationen.

Chronisch entzündliche Darmerkrankungen – Morbus Crohn und Colitis ulcerosa

Unter chronisch entzündlichen Darmerkrankungen versteht man Entzündungen von Dünn- und Dickdarm wie den Morbus Crohn und die Colitis ulcerosa. Diese Darmentzündungen werden, insbesondere wenn sie schwer verlaufen, mit Medikamenten behandelt. Bei manchen Patienten mit chronisch entzündlichen Darmerkrankungen bestehen aber Verdauungsbeschwerden, obwohl die Darmentzündungen mit Medikamenten gut behandelt werden und sowohl die Darmentzündung als auch die Entzündungswerte im Blut unter

Kontrolle sind. In diesem Fall spricht man von funktionellen Darmbeschwerden bei einer chronisch entzündlichen Darmerkrankung.

Solche funktionellen Darmbeschwerden sind bei Patienten mit einer gut behandelten, chronisch entzündlichen Darmerkrankung 2- bis 3-mal so häufig wie in der Normalbevölkerung. Sofern keine anderen Ursachen vorliegen, geht man davon aus, dass diese funktionellen Beschwerden denen eines Reizdarmsyndroms entsprechen und sie werden auch so behandelt. Daher ist in diesem Fall der Versuch einer FODMAP-Diät vielversprechend.

Darmoperationen

Aus verschiedensten Gründen kann es medizinisch notwendig sein, den Dickdarm teilweise oder vollständig zu entfernen. Infolge dessen kommt es regelmäßig zu Verdauungsbeschwerden mit Blähungen, zu Bauchschmerzen, Flatulenz und weichem Stuhlgang. Eine FODMAP-Diät ist in diesem Fall hilfreich, um diese Symptome in Griff zu bekommen oder zumindest deutlich zu bessern.

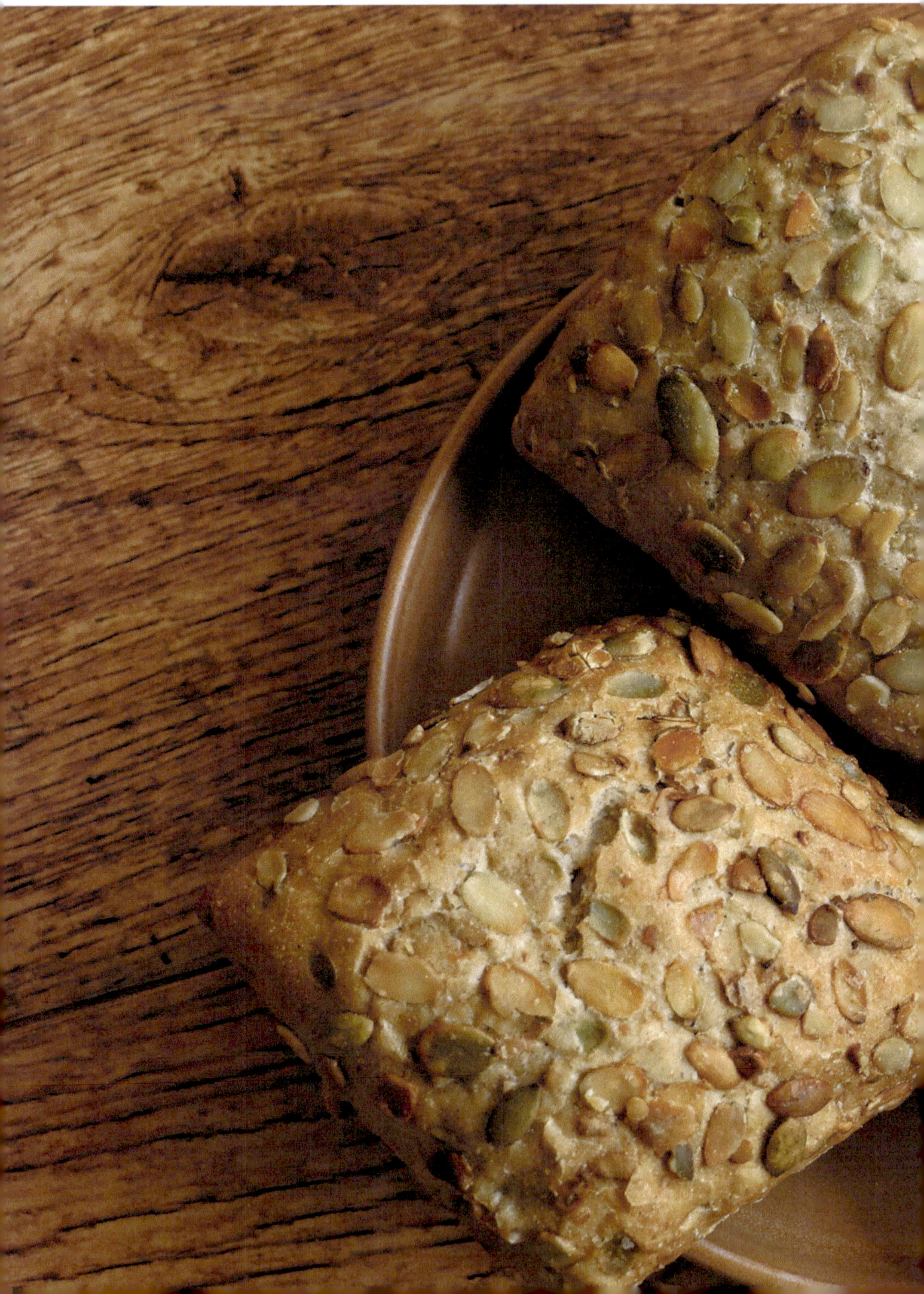

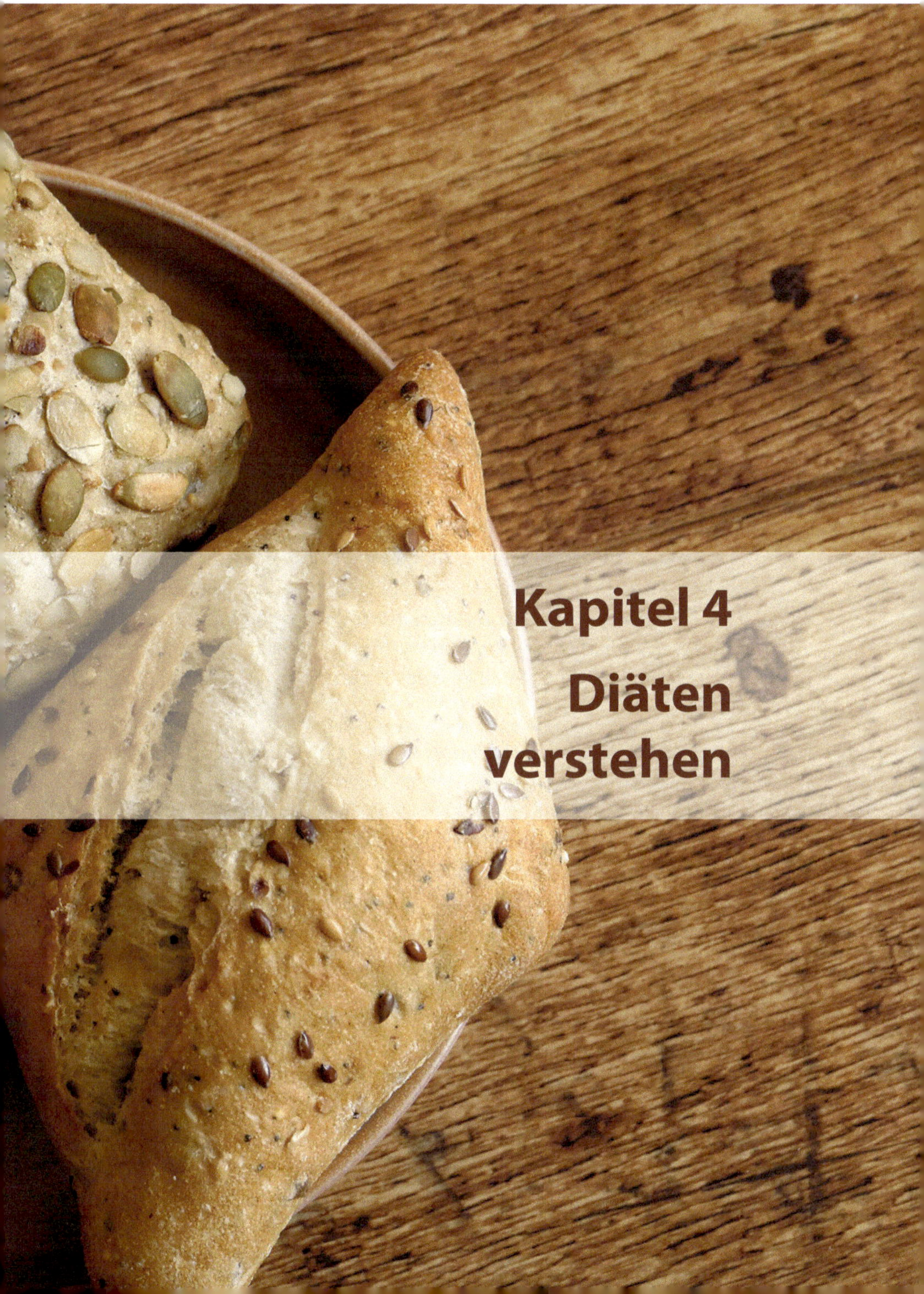

Kapitel 4
Diäten verstehen

Viele Patienten mit Verdauungsbeschwerden wie Blähungen, Flatulenz, Bauchschmerzen, weichen Stuhlgängen oder sogar Durchfall sind der Überzeugung, dass die Ernährung einen Einfluss auf ihre Symptome hat oder dass Nahrungsbestandteile sogar die Ursache ihrer Symptome sind. Dabei beobachten die Betroffenen, dass die Symptome kurz nach der Nahrungsaufnahme auftreten oder dass die Symptome immer wieder nach der Aufnahme bestimmter Nahrungsmittel auftreten.

Häufig wird berichtet, dass z. B. nach dem Aufstehen und in den ersten Stunden des Tages – also zeitlich im Zusammenhang mit dem Frühstück – vermehrt Stuhlgänge und gerade vermehrt weiche bis flüssige Stuhlgänge auftreten. Im Laufe des Tages normalisiert sich das Stuhlgangsverhalten. Am nächsten Morgen geht es wieder von vorne los. Eine solche Beobachtung hat aber häufig nichts mit der Zusammensetzung der Nahrung zu tun. Es handelt sich hierbei vielmehr um eine Steigerung von Magen-Darm-Reflexen bei einem empfindlichen Verdauungstrakt. Denn die Aktivität des Verdauungstraktes ist üblicherweise in den Morgenstunden und direkt nach einer Mahlzeit am höchsten und nimmt im Laufe des Tages und zwischen den Mahlzeiten ab.

Eine weitere häufige Beobachtung ist, dass direkt nach dem Essen bestimmter Nahrungsmittel Symptome auftreten. Dies kann auf eine Unverträglichkeit hinweisen. Aber auch hier ist zu beachten, dass Symptome, die direkt nach einer Nahrungsaufnahme auftreten, eher nicht durch eine Unverträglichkeit verursacht werden. Nahrungsmittel, die tatsächlich Unverträglichkeiten verursachen, müssen zunächst den Magen passieren, um dann in den Dünndarm zu gelangen. Erst dort führen diese Unverträglichkeiten zu Symptomen. Es bedarf also einer gewissen Zeit, um entsprechende Symptome zu verursachen.

Unverträglichkeiten auf die Spur kommen

Aus diesen Gründen ist es manchmal nicht einfach, eine Nahrungsmittelunverträglichkeit zu erkennen. Bei einer stark ausgeprägten Unverträglichkeit mit starken und zeitnah erkennbaren Symptomen fällt es etwas leichter, den Zusammenhang zu erkennen und die not-

Ernährungs-Symptom-Tagebuch

Datum:

Uhrzeit (Bitte für jedes Ereignis dokumentieren)	**Aufgenommene Nahrung und Getränke** (bitte auch Menge, Zubereitung und evtl. Gewürze detailliert dokumentieren)	**Beschwerden** (bitte genau dokumentieren, welche, wie lange und wie stark von 0–10 (0 = keine, 10 = sehr stark)	**Sonstige Bemerkungen** (z. B. Medikamente, Vitaminpräparate, Stress …)

Muster eines Ernährungs-Symptom-Tagebuchs

wendigen Untersuchungen zu veranlassen. Bei einer milden Unverträglichkeit mit milden Symptomen fällt es hingegen oft sehr schwer, den Zusammenhang zu erkennen und die notwendigen Untersuchungen zu veranlassen.

Um wirklich auf Nummer sicher zu gehen, ob eine Nahrungsmittelunverträglichkeit vorliegt, ist es in Zweifelsfällen hilfreich ein Ernährungs-Symptom-Tagebuch zu führen, um sich ein besseres Bild machen zu können. In solch einem Tagebuch werden dann über einen begrenzten Zeitraum, idealerweise vier Wochen, alle Mahlzeiten, die einzelnen Nahrungsbestandteile und die genaue Uhrzeit der Nahrungsaufnahme aufgezeichnet; zusätzlich wird dokumentiert, ob und wenn ja, welche Beschwerden auftraten und zu welcher Uhrzeit.

Wenn eine Nahrungsmittelunverträglichkeit gesichert ist, sollte eine entsprechende Diät eingehalten werden.

Diäten bei einem Reizdarmsyndrom

Wenn ein Reizdarmsyndrom vorliegt und eine Nahrungsmittelallergie oder -intoleranz ausgeschlossen ist, dann ist die Entscheidung, ob eine spezielle Diät eingehalten werden soll und wenn ja, welche, nicht ganz so einfach. Da es sich beim Reizdarmsyndrom um eine Erkrankungen mit vielen Ursachen und Auslösern handelt, gab es bisher keine pauschale Diät, die allen Patienten half.

In der medizinischen Literatur finden sich verschiedenste Diätansätze, mit denen die Symptome eines Reizdarmsyndroms oder einzelne Symptome, die den Darm betreffen, gebessert werden sollen. Zahlreiche Diäten basieren darauf, dass eine Diät, die bei einer Nahrungsmittelintoleranz helfen soll, auch geeignet sein könnte, Symptome wie Blähungen oder Stuhlgangsveränderungen bei einem Reizdarmsyndrom zu bessern. Obwohl viele dieser Diätempfehlungen sehr klaren und auch vernünftig erscheinenden Erklärungsmodellen folgen, ist es schwierig den Beweis darüber zu erbringen, dass diese Ernährungsumstellungen auch tatsächlich zu einer Verbesserung der Symptome führen.

In Einzelfällen oder bei kleineren Patientengruppen funktionieren diese Konzepte. Deshalb werden Sie auch gelegentlich empfohlen. Bei größeren Patientengruppen sind die meisten der Empfehlungen aber nicht getestet worden. Deshalb gab es bislang keine standardisierte Reizdarmdiät. Das hat sich mit der FODMAP-Diät nun grundlegend geändert.

Der schrittweise Weg zur FODMAP-Diät

Bei Symptomen empfiehlt sich, sofern eine diätetische Therapie erfolgen soll, ein Vorgehen in drei Schritten. Das schrittweise Vorgehen ist vom englischen Institut für Gesundheit (NICE-Institut) sehr detailliert zusammengefasst.

!

Das Vorgehen in drei Schritten. Wenn der erste Schritt nicht hilft, folgt der nächste Schritt. Wenn sich die Beschwerden jedoch bessern, braucht der nächste Schritt nicht gegangen werden:

1. Schritt: allgemeine Ernährungsempfehlungen
2. Schritt: FODMAP-Diät
3. Schritt: Eliminationsdiät

Zunächst wird mit einigen allgemeinen Ernährungsempfehlungen gestartet. Die Empfehlungen finden Sie auf der nächsten Seite.

Dabei kann es auch sinnvoll sein, über einen Zeitraum von vier Wochen ein Ernährungs-Symptom-Tagebuch zu führen, um individuelle Nahrungsmittelsensitivitäten zu erkennen und in den Diätplan einfließen zu lassen. Diese allgemeinen Empfehlungen werden idealerweise acht Wochen lang umgesetzt. Wenn die Symptome ausreichend gebessert sind, kann die Diät fortgesetzt werden. Sofern diese allgemeinen Maßnahmen nicht ausreichend sind, dann wird als nächster Schritt eine Diät begonnen, bei der schwer Verdauliches weggelassen wird. Hier kommt nun die FODMAP-Diät ins Spiel, denn die FODMAP-Diät ist in diesem Zusammenhang diejenige Diät, die am besten beschrieben und klinisch geprüft wurde. Deshalb wird sie in diesem

Ernährungsempfehlungen zur symptomatischen Behandlung von Blähungen, Bauchschmerzen und weichem Stuhl

- Nehmen Sie Ihre Mahlzeiten regelmäßig ein, idealerweise drei Hauptmahlzeiten und falls notwendig ein bis zwei Zwischenmahlzeiten.
- Nehmen Sie sich ausreichend Zeit und Ruhe bei der Nahrungsaufnahme, vermeiden Sie schnelles Essen, Essen im Gehen oder Stehen.
- Trinken Sie ausreichend, mindestens 1,5 Liter über den Tag verteilt, idealerweise Wasser oder Tee und vermeiden Sie koffeinhaltige Getränke.
- Schränken Sie das Trinken von Kaffee und schwarzem Tee auf maximal 3 Tassen pro Tag ein.
- Vermeiden Sie alkoholische oder kohlensäurehaltige Getränke.
- Beschränken Sie frisches Obst auf maximal drei Portionen pro Tag (mit jeweils maximal 100 g).
- Essen Sie bei Blähungen und Flatulenz vermehrt Hafer und Leinsamen (1 Teelöffel/Tag).
- Meiden Sie bei Durchfall oder zu weichem Stuhl künstliche Süßstoffe; diese sind oft in Getränken und kalorienreduzierten Nahrungsmitteln enthalten.
- Vermeiden Sie resistente und retrogradierte Stärke (siehe Seite 77).

Fall empfohlen. Dabei profitieren, den klinischen Studien folgend, von einer FODMAP-Diät durch die Bank alle Patienten mit einem Reizdarmsyndrom. Unabhängig davon, ob der Stuhlgang zu weich oder zu hart ist. Sehr deutlich ist in den klinischen Studien die Besserung von Blähungen, Flatulenz und Bauchschmerzen belegt.

Die meisten Patienten berichten unter einer FODMAP-Diät zusätzlich über deutliche Verbesserungen der Stuhlkonsistenz, Patienten mit Durchfall haben weniger Stuhlgänge und können einen festeren Stuhl erwarten. Ein Behandlungsversuch mit einer FODMAP-Diät sollte wie alle anderen Diätversuche 6–8 Wochen lang durchgeführt werden.

Nur in wenigen Einzelfällen, wenn auch die FODMAP-Diät nicht zum Erfolg geführt hat, kommt als dritte Empfehlung eine konsequente Eliminationsdiät infrage. Eine Eliminationsdiät sollte aber nicht ohne Rücksprache mit einem Arzt oder einem Ernährungsberater erfolgen und wird deshalb in diesem Ratgeber nicht weiter ausgeführt.

Was macht die FODMAP-Diät glaubwürdig?

Es gibt zahlreiche Ernährungsempfehlungen, die eine Linderung von Blähungen, Bauchschmerzen oder verändertem Stuhlgang versprechen. Wieso sollte die FODMAP-Diät besser sein? Dafür gibt es mehrere Gründe.

Zunächst wurde für die FODMAP-Diät ein Konzept entwickelt, basierend auf der Frage, welche Veränderungen im Darm Symptome verursachen. Im nächsten Schritt wurden dann diejenigen Nahrungsbestandteile identifiziert, die derartige Veränderungen wie vermehrtes Darmgas, vermehrte Bauchschmerzen oder flüssigen Stuhl verursachen. All diese Nahrungsbestandteile wurden zusammengefasst und FODMAPs genannt.

Dann wurde in klinischen Studien geprüft, ob die FODMAP-Diät tatsächlich zu einer Verbesserung der Symptome führt. Die klinischen Studien sind als zeitgemäß und hochwertig zu bezeichnen. In den Studien wurden die Patienten mit Symptomen rein zufällig, durch eine Losentscheidung, zwei Gruppen zugeteilt: Die eine Gruppe erhielt eine westliche Normalkost, die andere eine FODMAP-reduzierte Diät. Die Patienten wussten nicht, auf welchem Diätkonzept ihre Ernährung basierte. Durch derartige Studien kann ein Diätkonzept unvorbelastet getestet werden. Die FODMAP-Diät hat in diesen Studien ihre Überlegenheit unter Beweis gestellt und wird seither von Fachgesellschaften empfohlen.

! Der FODMAP-Diät liegt ein wissenschaftliches Konzept zugrunde, das in verschiedenen klinischen Studien überprüft und bestätigt wurde.

Sind FODMAPs ungesund oder gefährlich?

Nein, diese Frage ist sehr einfach zu beantworten. FODMAPs sind weder ungesund noch gefährlich. FODMAPs sind natürlich vorkommende Nahrungsbestandteile, teilweise werden sie heute sogar industriell gefertigten Nahrungsmitteln zugesetzt. Problematisch werden FODMAPs erst, wenn zu viele dieser FODMAPs durch die Ernährung aufgenommen werden. Unser Magen-Darm-Trakt kann mit diesen FODMAPs in gewissen Grenzen umgehen. Da FODMAPs größtenteils schwer verdaulich oder unverdaulich sind, werden sie im Dünndarm nicht aufgenommen und gelangen in den Dickdarm. Im Dickdarm werden die FODMAPs dann von den Darmbakterien verdaut. FODMAPs sind sprichwörtlich gesehen „Fast Food“ für unsere Darmbakterien.

FODMAPs sind im Prinzip kein Problem für unseren Körper – wenn alles gut funktioniert. Nur wenn zu viele FODMAPs im Dickdarm ankommen, dann haben die Darmbakterien zu viele FODMAPs zum Verdauen und wir in Folge zu viele bakterielle Verdauungsprodukte, mit denen unser Darm zurechtkommen muss. Dazu gehören unter anderem Darmgase. Für die Robusteren ist das kein Problem, der Körper kann damit umgehen. Für diejenigen mit einem empfindlicheren Darm sind die vermehrten Darmgase aber schon ein Problem und es entstehen Symptome. So kann aus einem prinzipiell Gesunden ein Patient mit regelmäßigen Verdauungsbeschwerden werden, wenn seine Ernährung zu viele FODMAPs enthält, und aus einem Patienten mit Verdauungsbeschwerden, der seiner Symptome eigentlich gut unter Kontrolle hat, ein Patient, bei dem die Symptome unkontrollierbar werden.

Was passiert, wenn ein Gesunder eine FODMAP-Diät durchführt?

Nichts. Da Gesunde keine Beschwerden haben, können sich diese auch nicht verbessern. Die Diät ist an Gesunden getestet und ein Gesunder nimmt die Ernährungsumstellung zwar am Speiseplan wahr, sonst ändert sich für ihn aber nichts.

Ist mit Mangelzuständen zu rechnen?

Nein, zum einen werden bei der FODMAP-Diät die FODMAPs in der Ernährung nur reduziert und nicht vollständig eliminiert, zum anderen handelt es sich bei den FODMAPs nicht um lebensnotwendige Nahrungsbestandteile, sodass weder bei Gesunden noch bei Patienten mit Symptomen ein Mangelzustand zu erwarten ist, selbst wenn sie den FODMAP-Gehalt ihrer Ernährung auf ein Minimum reduzieren würden.

Wie viele Mahlzeiten am Tag soll ich essen?

Bei einer FODMAP-Diät sollen Sie sich so normal wie möglich ernähren. Das betrifft auch die Anzahl der eingenommenen Mahlzeiten. Die allgemeinen Ernährungsempfehlungen empfehlen drei Hauptmahlzeiten und wenn erforderlich ein bis zwei Zwischenmahlzeiten, wobei die Zwischenmahlzeiten idealerweise aus kleinen Mengen Obst bestehen sollen. Diese Anzahl an Mahlzeiten sollten Sie bei einer FODMAP-Diät auch einhalten. Wenn Ihnen das nicht ausreicht, dann suchen Sie sich aus der FODMAP-Tabelle für weitere Zwischenmahlzeiten FODMAP-arme Lebensmittel aus, die Sie als Snacks zusätzlich essen.

Ist der positive Effekt der FODMAP-Diät belegt?

Diät- und Ernährungsvorschläge zur Verbesserung von Symptomen eines Reizdarmsyndroms oder von Verdauungssymptomen anderer Ursache gibt es zahlreiche. Dabei sind einige dieser Empfehlungen gut durch klinische Studien abgesichert, andere weniger gut. Die meisten der Diäten bauen aber auf Überlieferungen aus der Vergangenheit oder Expertenmeinungen auf und wurden nicht in klinischen Studien untersucht – oder nur in mangelhaften klinischen Studien. Das heißt nicht, dass all die Diäten wirkungslos sind, sondern das heißt, dass die Wirkung nicht ausreichend belegt ist.

Bei der FODMAP-Diät stellt sich die Beweislage etwas anders dar. Das initiale Diätkonzept ist zunächst von einem australischen Expertengremium als Hypothese entwickelt worden. Die Hypothese beruhte im Wesentlichen auf verschiedensten Ernährungs-Symptom-Analysen, die von verschiedensten Autoren publiziert wurden und die von der Expertengruppe neu interpretiert wurden. Dann wurde dieses Diätkonzept der FODMAP-Diät zunächst an kleinen Patientengruppen getestet. Als sich herausstellte, dass das Konzept funktioniert und die FODMAP-Diät Symptome verbessern kann, wurden aufwendige klinische Studien initiiert, in die eine große Anzahl an Patienten mit einem Reizdarmsyndrom eingeschlossen wurden. Zur FODMAP-Diät gibt es inzwischen Daten aus sechs klinischen Studien.

In der größten Studie wurden die Patienten drei Wochen lang entweder mit einer FODMAP-armen Diät oder mit einer nicht FODMAP-reduzierten Normalkost ernährt. Die Zuordnung der Patienten zu der jeweiligen Ernährung erfolgte wieder über das Los. Nach drei Wochen Therapiedauer erhielten die Patienten der einen Diät im Anschluss daran drei Wochen lang jeweils die andere Diät. Während der gesamten Studiendauer wurden ihre Symptome wie Bauchschmerzen, Bauchkrämpfe, Blähungen und Durchfall erfasst. Das Bemerkenswerte an dieser großen klinischen Studie war, dass weder die Patienten noch ihre Studienärzte wussten, ob die Patienten gerade in der FODMAP-armen oder der FODMAP-reichen Ernährungsphase waren. In der Medizin nennt man derartige Studien doppelblinde Studien, weil keiner weiß, weder Arzt noch Patient, welche Therapie gerade erfolgt. Gerade dieses Design macht derartige doppelblinde Studien so aussagekräftig, da die Studienergebnisse in solch einer Studie weder bewusst noch unbewusst beeinflusst werden können.

Bis jetzt (im Jahr 2016) wurde das Konzept einer FODMAP-reduzierten Ernährung in vielen Ländern der Welt in inzwischen unzähligen Studien untersucht. Dabei wird die FODMAP-Diät an die lokale Ernährung und insbesondere lokal unterschiedliche Portionsgrößen angepasst. So kann das Konzept in ganz verschiedenen Ländern im Rahmen von Studien untersucht werden.

Was ist resistente, was retrogradierte Stärke?

Resistente Stärke ist Stärke, die von den Verdauungsenzymen im Dünndarm nicht verdaut werden kann, und deshalb in den Dickdarm gelangt. Dort kann die resistente Stärke nach der Umwandlung durch die im Dickdarm vorhandenen Bakterien Symptome verursachen.

Viel resistente Stärke findet sich z. B. in grünen Bananen und bei bestimmten Maissorten.

Unter retrogradierter Stärke versteht man Stärke die durch Erwärmen und anschließendes Erkalten unverdaulich wird. Retrogradierte Stärke findet sich insbesondere nach dem Erhitzen stärkereicher Nahrungsmittel, so in Kartoffeln und Getreideprodukten sowie in industriell gefertigten Nahrungsmitteln. Den Gehalt von resistenter Stärke in den meisten Nahrungsmittel kennen wir noch nicht. Das Entstehen von resistenter Stärke ist sehr variabel und ist abhängig vom Lebensmittel, von der Zubereitungsart, Dauer und Temperatur sowie von vielen anderen Umständen.

Was ist bei Ballaststoffen zu beachten?

Früher lautete eine häufige Empfehlung, dass bei einem Reizdarmsyndrom der Ballaststoffgehalt der Ernährung erhöht werden soll. Diese Empfehlung ist aber nicht bei allen Betroffenen hilfreich, da viele Ballaststoffe unverdaut in den Dickdarm gelangen und dort von Bakterien zersetzt werden. Dies trifft insbesondere für die wasserunlöslichen pflanzlichen Ballaststoffe zu, die wir mit Obst, Gemüse, Getreide und Kleie aufnehmen. Im Rahmen der bakteriellen Zersetzung entstehen Darmgase und diese Darmgase verursachen Symptome. Daher führen Ballaststoffe, insbesondere die wasserunlöslichen Ballaststoffe bei Patienten mit Verdauungsbeschwerden häufig zum Gegenteil des Gewollten. Die Symptome werden verstärkt und nicht gelindert.

! Wasserlösliche Ballaststoffe, wie Flohsamen und Leinsamen binden im Darm Wasser und wirken so stuhlregulierend. In granulierter, geschroteteter oder gemahlener Form entfalten sie ihre Wirkung am besten.

Heutzutage lautet nun die Empfehlung, dass bei Symptomen eines Reizdarmsyndroms der Ernährung wasserlösliche Ballaststoffe zugesetzt werden sollten. Die wasserlöslichen Ballaststoffe binden im Darm nämlich reichlich Wasser und führen zu einer besseren Stuhlkonsistenz, regelmäßigem Stuhlgang und damit zu einer Verbesserung der Symptome. Wasserlösliche Ballaststoffe werden im Dickdarm von Bakterien nicht so stark zersetzt, daher entstehen weniger zusätzliche Darmgase. Deshalb werden wasserlösliche Ballaststoffe, wie z. B. Flohsamen oder Flohsamenschalen, zu den stuhlregulierenden Produkten gezählt.

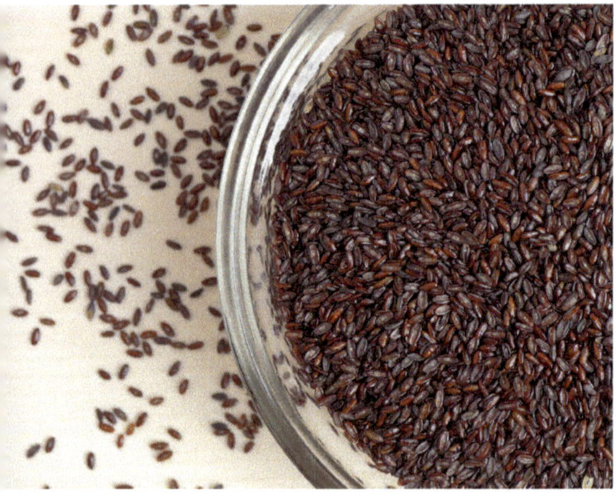

Flohsamenprodukte, die in Apotheken und Reformhäusern in verschiedensten Aufbereitungen erhältlich sind, werden aus dem indischen Wegerich hergestellt. Flohsamenschalen können im Darm bis zum 50-Fachen ihres Gewichts an Wasser binden. Dabei ist die Wirkung von granuliertem oder gemahlenem Flohsamen besser als die Wirkung von unbehandeltem Flohsamen. Neben Flohsamen ist auch Hafer reich an wasserlöslichen

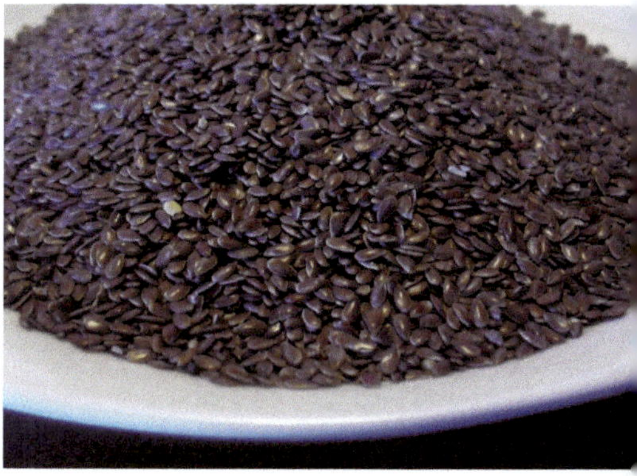

Ballaststoffen und eignet sich für die Ballaststoffanreicherung und dazu, mehr Wasser zu binden. Leinsamen ist ebenso reich an wasserlöslichen Ballaststoffen, sollte aber nur geschrotet oder am besten gemahlen verwendet werden, da der Leinsamen ansonsten wirkungslos ist und unverdaut wieder im Stuhl erscheint.

Welchen Einfluss die Zusammensetzung der Darmflora auf die Ballaststoffverdauung hat, ist nicht ganz klar. Was wir aber wissen, ist, dass Patienten mit Verdauungsbeschwerden aus Ballaststoffen etwas mehr an Darmgasen produzieren, über eine gesteigerte Flatulenz berichten, stärkere Bauchschmerzen bekommen und eine andere Zusammensetzung der Darmflora haben als Patienten ohne Verdauungsbeschwerden. Obwohl es noch zu früh ist, die Bakterien, die für die gesteigerte Darmgasproduktion verantwortlich sind, zu benennen, zählen Bakterien mit den interessanten Namen wie Bacillus uniformis, Bilophila wadsworthia und Parabacteroides distasonis zu den Verdächtigen.

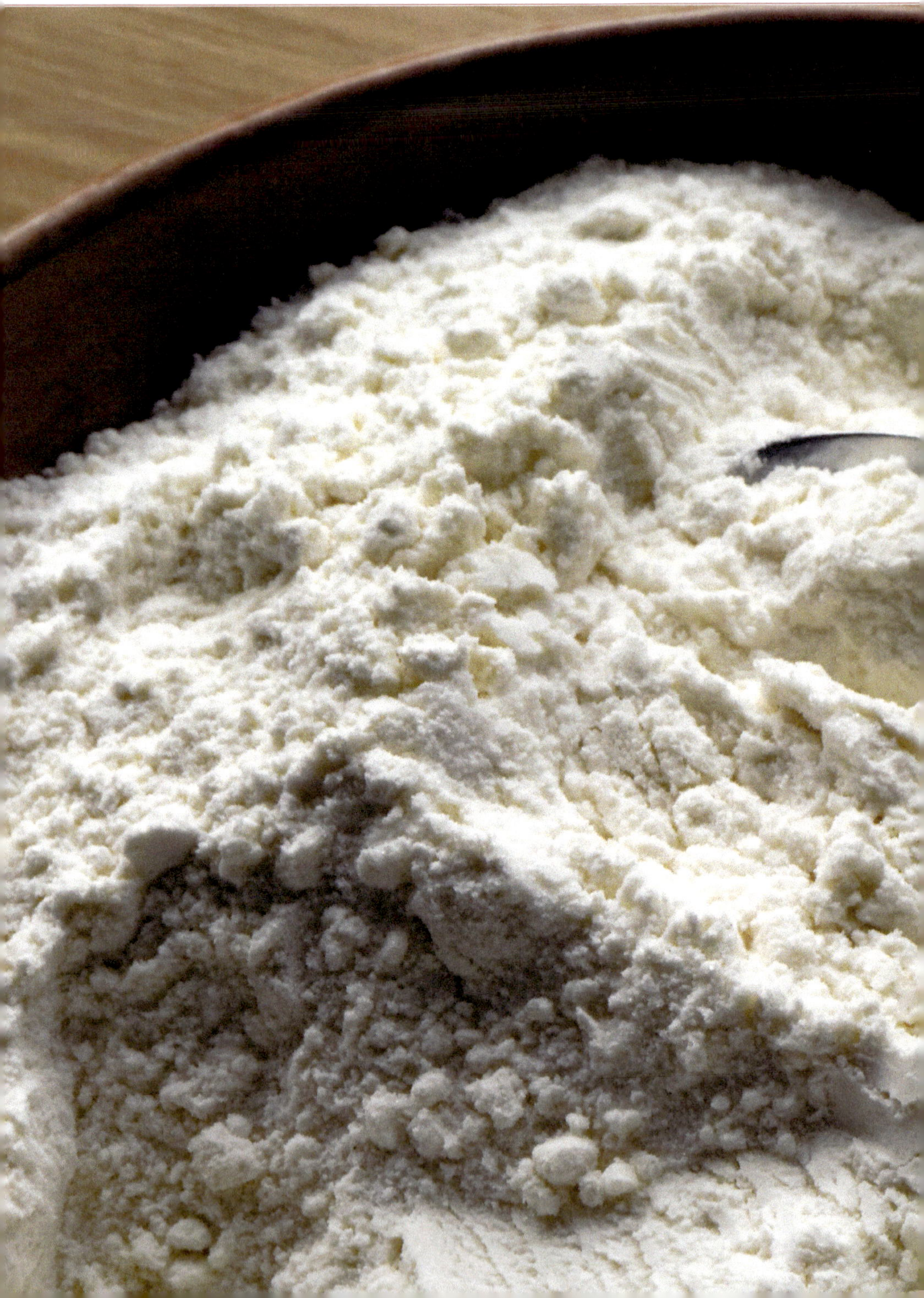

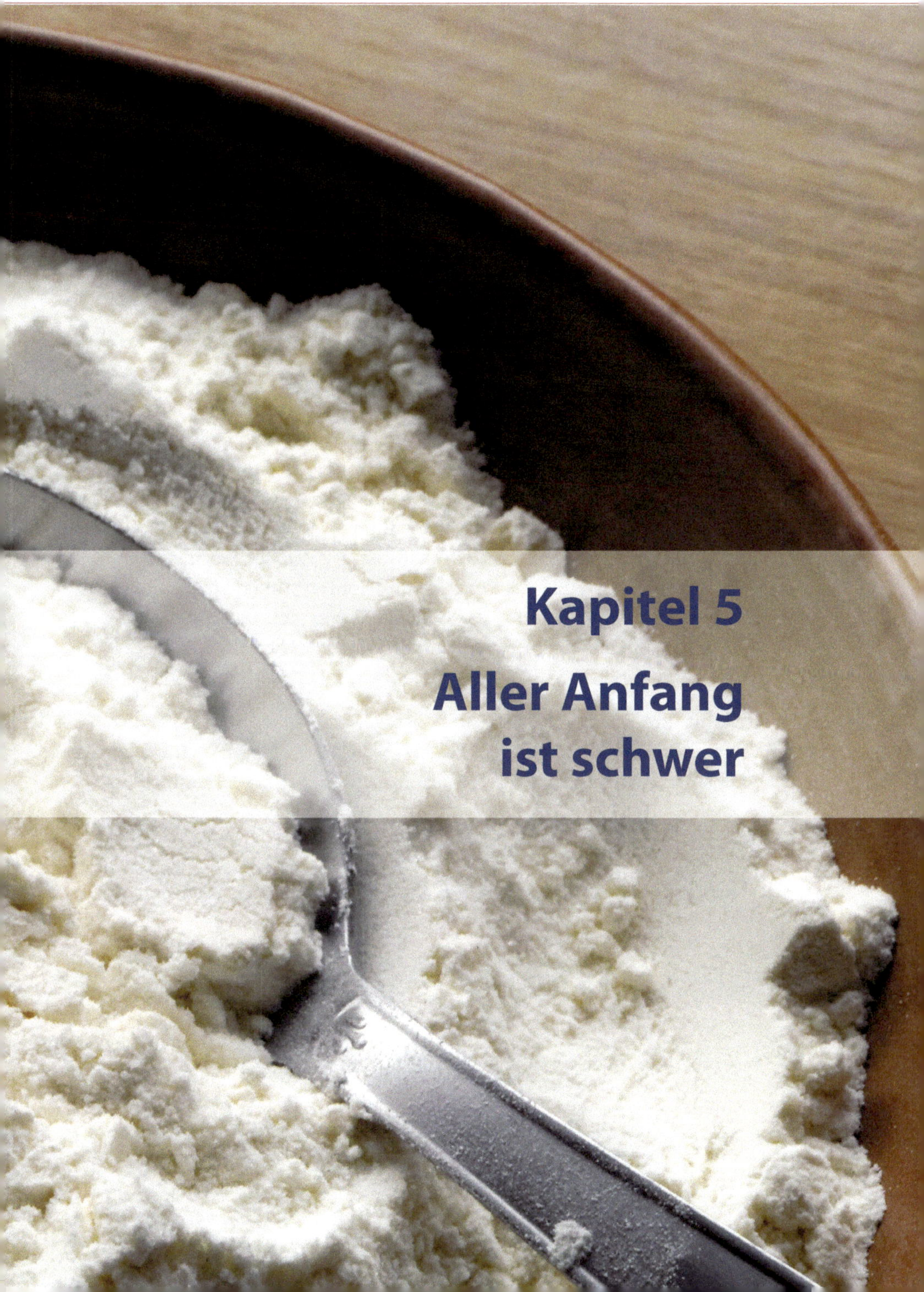

Kapitel 5

Aller Anfang ist schwer

In den vorangegangenen Kapiteln haben Sie einiges über die Grundlagen der FODMAP-Diät erfahren. Nun geht es ans Umsetzen dieses Wissens. Es ist nahezu unmöglich, sich über jedes Nahrungsmittel im Einzelnen zu informieren und den Gehalt der einzelnen FODMAPs in diesen Nahrungsmitteln zu erfassen. Das ist auch nicht notwendig. Bei der FODMAP-Diät geht es nicht darum, sich FODMAP-frei zu ernähren, das wäre auch nicht möglich. Es geht darum, FODMAP-arme Lebensmittel zu erkennen und sich mit diesen zu ernähren und FODMAP-reiche Lebensmittel zu meiden.

Da in verschiedenen Lebensmitteln die unterschiedlichsten FODMAPs in verschiedenen Mengen enthalten sind, kommt es auf die Gesamtbewertung der einzelnen Lebensmittel an. In diese Gesamtbewertung geht der Gehalt der verschiedenen FODMAPs mit ein und anschließend wird das Lebensmittel als FODMAP-arm oder FODMAP-reich klassifiziert. Deshalb ist z. B. ein Lebensmittel wie die Zitrone, die mäßig viel Fruktose und Spuren von Polyolen enthält, insgesamt FODMAP-arm, da die Zitrone aus den sonstigen FODMAP-Gruppen nur sehr wenig enthält. Die folgende Tabelle zeigt beispielhaft die FODMAP-Bewertung einzelner Lebensmittel.

Damit Ihre FODMAP-Diät erfolgreich verläuft, sind auf den Tabellen der nächsten Doppelseite FODMAP-reiche und FODMAP-arme Lebensmittel aufgelistet. Diese gilt es auszuwählen oder zu vermeiden.

FODMAP-Gehalt einzelner Lebensmittel – und wie die Gesamtbewertung zustande kommt

	Fruktose	Laktose	Oligosaccharide	Polyole	Gesamtbewertung
Reis	Spuren	Spuren	keine	keine	FODMAP-arm
Birne	viel	keine	keine	viel	FODMAP-reich
Zitrone	mäßig	keine	Spuren	Spuren	FODMAP-arm
Kirschen	viel	keine	Spuren	Spuren	FODMAP-reich
Erdbeeren	mäßig	keine	Spuren	mäßig	FODMAP-arm

Zum Vereinfachen Ihres Lebensmitteleinkaufs haben wir diese Tabellen für Sie nochmals in den Umschlagklappen des Buches abgedruckt. So können Sie sie leicht kopieren und mitnehmen.

> **!** Bitte beachten Sie, dass es sich bei den Tabellen lediglich um ein Hilfsmittel handelt, das Ihnen bei der Einschätzung von Lebensmitteln Orientierung bieten möchte.
>
> Die Portionsgrößen spielen bei der Verträglichkeit aber auch eine Rolle, weil Sie mit größerer Menge auch mehr FODMAPs aufnehmen.
>
> So kann es sein, dass Sie eine sehr kleine Menge eines FODMAP-reichen Lebensmittels ohne Beschwerden essen können, beim Genuss einer sehr großen Menge eines eigentlich als FODMAP-arm bewerteten Lebensmittels aber Beschwerden entwickeln.

Wie kann ich FODMAPs in meiner Ernährung reduzieren?

Je nachdem, wo Sie wohnen, in welchem Kulturkreis Sie sich bewegen und welchen lokalen Besonderheiten Ihre Ernährung unterliegt, schwankt der FODMAP-Gehalt in der Ernährung. In unserem westlich geprägten Lebensstil ist die Ernährung insbesondere reich an Fruktose, Fruktanen und Polyolen.

Die FODMAP-reichen Lebensmittel sollten zunächst in der Ernährung vermieden werden, später können Sie wieder in kleinen Mengen konsumiert werden. Die FODMAP-armen Lebensmittel hingegen sind diejenigen, aus denen Sie Ihre Ernährung frei zusammenstellen können.

Wenn Sie nun die Entscheidung treffen, die FODMAP-arme Ernährung auszuprobieren, ist es hilfreich, die Lebensmittel selber einzukaufen, seine Mahlzeiten selber zuzubereiten und aus möglichst wenigen Nahrungsmitteln zusammenzustellen. Das vereinfacht Ihre FODMAP-arme Ernährung.

Nahrungsmittel, die viele FODMAPs enthalten und reduziert werden sollten.

Früchte	Gemüse und Hülsenfrüchte	Getreide und Getreideprodukte	Milchprodukte u. Milchersatz	Andere Nahrungsmittel
Apfel Aprikose Avocado Birne Brombeeren Feigen Granatapfel Grapefruit Guave, unreif Johannisbeeren Kaki (Persimone) Kirschen Litschis Mango Mirabelle Nashi-Birne Nektarine Pfirsich Pflaumen Wassermelone Zwetschgen Zuckerbanane, reif Obstkonserven Kokoswasser Fruchtsäfte getrocknete Früchte	Artischocke Blumenkohl Bohnen (alle außer grüne Stangenbohnen) Erbsen Frühlingszwiebel (weißer Teil) Knoblauch Lauch/Poree (weißer Teil) Linsen * Pilze Rote Bete Schalotte Schwarzwurzel Sojabohnen Spargel Süßkartoffel Topinambur Wirsing Zuckererbsen Zuckermais Zwiebel	Brot, Cerealien, Gebäck, Gries, Flocken, Nudeln, Mehl etc. aus: • Amarant • Gerste • Grünkern • Roggen • Triticale • Weizen Lupinenmehl Bulgur Couscous Weizenkeime	Buttermilch Creme fraiche Joghurt Kaffeesahne Kaffeeweißer Kefir Kondensmilch Milch Milcheis Milchpulver Molke Molkenpulver Quark Sahne Sauerrahm Schmand Sojamilch * (aus Sojabohnen) Tsatsiki **Käse** Frischkäse Halloumi Mascarpone Molkenkäse	**Süßungsmittel** Agavensirup Fruktosesirup Honig Maissirup Zuckeraustauschstoffe (-it und -ol) **Schokolade** Milchschokolade weiße Schokolade Karobschokolade **Nüsse und Samen** Cashewkerne Pistazien **Alkohol. Getränke** Bier (mehr als ein Glas) Likör Portwein Rum Sherry Wein, Schaumwein (halbtrocken; süß) **pflanzliches Eiweiß** Seidentofu

* FODMAP-Gehalt variiert, je nach Verarbeitung

Nahrungsmittel, die wenig FODMAPs enthalten und sich für eine FODMAP-Diät eignen.

Früchte	Gemüse und Hülsenfrüchte	Getreide und Getreideprodukte	Milchprodukte u. Milchersatz	Andere Nahrungsmittel
Ananas Banane Blaubeeren Cantaloupe-Melone Clementine Drachenfrucht Durian Erdbeeren Galia-Melone Guave, reif Himbeeren Honigmelone Kaktusfeige Karambola Kastanien Kiwi Kumquat Limette Mandarine Maracuja Maronen Netzmelone Orange Papaya Rhabarber Sternfrucht Weintrauben Zitrone Zuckermelone	Alfalfa Aubergine Brokkoli (kP) Chicorée-Salat Chilischoten Chinakohl Fenchel Frühlingszwiebel (grüner Teil) grüne Stangenbohnen Gurke Hokkaido Ingwer Karotte Kartoffel Kohlrabi Kichererbsen * (kP) Knollensellerie (kP) Lauch/Poree (grüner Teil) Mais * (kP) Maniok (kP) Mangold Okra Oliven Paprika Pastinake Radieschen Rettich Rosenkohl (kP) Rotkohl Salat Schnittlauch Sojasprossen Spaghettikürbis Spinat Staudensellerie (kP) Tomate Weißkraut Zucchini	Brot, Cerealien, Gebäck, Gries, Flocken, Nudeln, Mehl etc. aus: • Buchweizen • Dinkel * • Hafer * • Hirse • Mais (Polenta) * • Quinoa • Reis • Tapioka Kartoffelstärke Popcorn Cornflakes (kP) Kartoffelchips (kP) Maischips (kP)	laktosefreie Milch laktosefreie Milchprodukte Butter Margarine Kokosmilch Sojamilch * (aus Sojaprotein) **Käse** Bergkäse Brie Butterkäse Camembert Cheddar Chester Edamer Emmentaler Feta Gorgonzola Gouda Hartkäse Harzer Käse Mozzarella Parmesan Pecorino Raclette Ricotta Tilsiter	**Süßungsmittel** Ahornsirup Aspartam Stevia Zucker (weiß, braun) Zuckersirup **Schokolade** dunkle Schokolade **Nüsse und Samen** jeweils weniger als 15 Stück: • Haselnüsse • Macadamia • Mandeln • Paranüsse • Pekannüsse • Walnüsse jeweils bis zu 15 g: • Chia-Samen • Erdnüsse • Kürbiskerne • Sesam • Sonnenblumenkerne **Alkohol. Getränke** Bier (bis ein Glas) Wein (trocken) **Fleisch und pflanzliches Eiweiß** Eier, Fisch und Fleisch Meeresfrüchte Tofu (fest, natur) Tempeh **Öle und Soßen** Essig Pflanzenöle Senf Sojasoße

(kP) = kleine Portion
* FODMAP-Gehalt variiert, je nach Verarbeitung

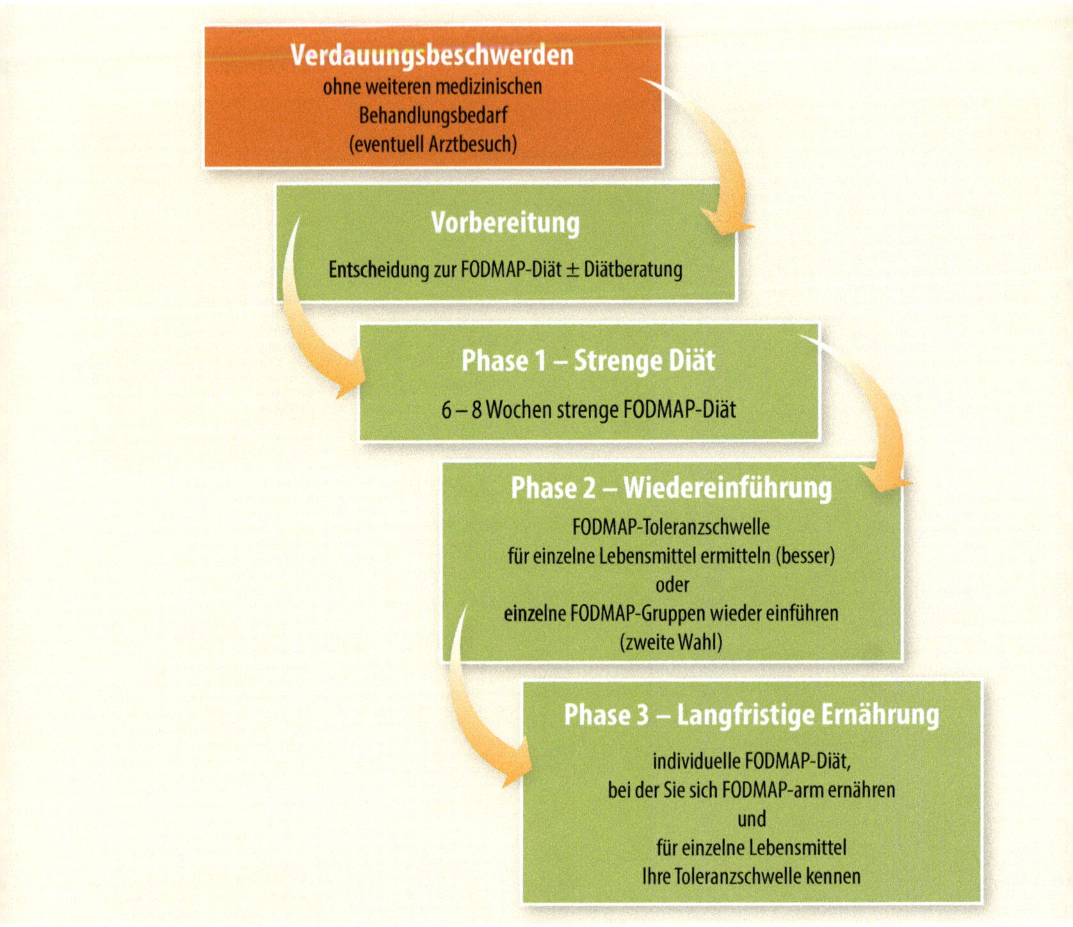

Strategisches Vorgehen bei der FODMAP-Diät

Fertiggerichte, Fertigsaucen usw. sind eher zu vermeiden, da deren FODMAP-Gehalt schwer kontrollierbar ist. Da wir den FODMAP-Gehalt, gerade von frischem Obst und Gemüse, nicht erkennen können, ist es hilfreich, beim Einkaufen eine Kopie der FODMAP-Listen mitzunehmen, die helfen, FODMAP-arme und FODMAP-reiche Lebensmittel zu unterscheiden.

FODMAP-Diät Phase 1 – streng FODMAP-arm

Die erste Phase der FODMAP-Diät dauert 6 bis 8 Wochen. In dieser Zeit sollte die FODMAP-Diät streng eingehalten werden, um den maximalen Therapieerfolg zu erfahren. Wählen Sie aus den Lebensmitteltabellen nur FODMAP-arme Lebensmittel aus und stellen Sie sich Ihren Speiseplan zusammen. Wie Sie an den Tabellen erkennen, stehen Ihnen zahlreiche Lebensmittel zur Verfügung, sodass es auf dem Speiseplan nicht langweilig werden sollte.

> ! Die FODMAP Diät ist keine sehr einschränkende Diät. Auch in der strengen Phase 1 ist nicht mit Mangelzuständen zu rechnen.

Um Ihnen die Phase 1 der FODMAP-Diät so einfach wie möglich zu machen, finden Sie auf Seite 88 eine Austauschtabelle. In dieser Phase sollten Sie sich nur von Lebensmitteln aus der grünen und nicht aus der roten Tabelle ernähren. Im zweiten Teil dieses Buches finden Sie einige Rezepte, die Ihnen den Einstieg in Ihre FODMAP-Diät erleichtern. Dabei finden Sie Rezeptvorschläge für die Hauptmahlzeiten – also Frühstück, Mittagessen und Abendessen. Auch für Vorspeisen und Nachspeisen finden Sie Vorschläge. Da gerade das Thema Brot einiges Augenmerk verlangt, finden Sie auch Rezepte zur eigenen Brotherstellung und für den Brotbackautomaten.

> ! Die streng FODMAP-arme Phase 1 ist keine lebenslange Diät.

In den ersten 6–8 Wochen geht es darum, die Verdauungsbeschwerden loszuwerden und den maximal möglichen Erfolg kennenzulernen. Nebenbei erlernen Sie in dieser Phase auch einen bewussten Umgang mit Lebensmitteln und deren Zubereitung. Dieser bewusstere Umgang trägt häufig zusätzlich zu einem positiveren Lebensgefühl bei. Wenn Sie diese Zeit erfolgreich gemeistert haben, geht es in die Diät-Phase 2.

> ! Nach 6 bis 8 Wochen ist die strenge Phase 1 beendet. Sie können sich auf die Lockerungen in Phase 2 freuen.

Austauschtabelle: FODMAP-reiche Lebensmittel durch FODMAP-arme ersetzen (Auswahl)

Lebensmittel-gruppe	FODMAP-reiche Lebensmittel ...	ersetzen durch FODMAP-arme Alternativen
Obst	Apfel, Aprikose, Avocado, Birne, Brombeeren, Grapefruit, Johannisbeeren, Kirschen, Litschis, Mango, Nashi-Birne, Nektarine, Persimone, Pfirsich, Pflaumen, Wassermelone, Zwetschgen	Ananas, Banane, Blaubeeren, Clementine, Erdbeeren, Himbeeren, Honigmelone, Kiwi, Limette, Mandarine, Maracuja, Netzmelone, Orange, Papaya, Rhabarber, Weintrauben, Zitrone
Gemüse und Hülsenfrüchte	Artischocke, Blumenkohl, Bohnen (alle außer grüne Stangenbohnen), Erbsen, Frühlingszwiebel (weißer Teil), Knoblauch, Kraut, Lauch (weißer Teil), Linsen, Pilze, Rote Bete, Schalotte, Sojabohnen, Spargel, Süßkartoffel, Wirsing, Zuckererbsen, Zuckermais, Zwiebel	Alfalfa, Aubergine, Brokkoli (kl. Portion), Chicorée-Salat, Chinakohl, Fenchel, Frühlingszwiebel (grüner Teil), grüne Stangenbohnen, Gurke, Hokkaido-Kürbis, Ingwer, Karotte, Kartoffel, Kohlrabi, Kichererbsen (kl. Portion, einweichen und Wasser abgießen), Lauch (grüner Teil), Mangold, Okra, Oliven, Paprika, Pastinake, Rettich, Rosenkohl (kl. Portion), Salat, Schnittlauch, Sojasprossen, Spinat, Staudensellerie (kl. Portion), Tomate, Weißkraut, Zucchini
Mehle, Getreide	Produkte aus Weizen (Weizengrieß, Weizenkeime, Weizenkleie, Bulgur, Couscous), Gerste, Roggen, Triticale, Amarant und Lupine	Produkte aus Buchweizen, Hafer, Hirse, Mais, Quinoa, Reis, Tapioka, Kartoffelmehl. (Der FODMAP-Gehalt kann je nach Herstellungsverfahren variieren.)
Milchprodukte	Frischkäse, Joghurt, Kondensmilch, Mascarpone, Milchpulver, Milcheis, Sahne, Sauerrahm	laktosefreie Milch, laktosefreie Milchprodukte, Brie, Camembert, Cheddar, Feta, Hartkäse, Mozzarella, Parmesan
Süßungsmittel	Agavensirup, Fruktosesirup, Honig, Maissirup, Zuckeraustauschstoffe mit der Endung -it bzw. ol (Mannit-ol, Sorbit-ol, Maltit-ol, Xylit-ol)	Ahornsirup, Aspartam, Reissirup, Stevia, Zucker (weiß, braun), Zuckersirup
Nüsse und Samen	Cashewnüsse, Pistazien	alle anderen Nüsse und Samen in kleinen Mengen

FODMAP-Diät Phase 2 – Wiedereinführung von Nahrungsmitteln

In den ersten Wochen haben Sie nun erfahren, wie sich Ihre Verdauungsbeschwerden unter einer optimalen FODMAP-reduzierten Diät verbessern. Es ist aber nicht das langfristige Ziel, sich dauerhaft streng FODMAP-arm zu ernähren. In Phase 2 der Diät geht es darum, die Vielfalt der möglichen Nahrungsmittel wieder zu erhöhen, um die Ernährung reichhaltiger und abwechslungsreicher zu gestalten. Dies kann auf verschiedensten Wegen geschehen.

> **!** Gestalten Sie Ihre FODMAP Diät. Je sorgfältiger Sie in Phase 2 bei der Wiedereinführung von verschiedenen Nahrungsmittelgruppen/Nahrungsmitteln vorgehen, desto besser werden Sie von Ihrer FODMAP-Diät langfristig profitieren.

Wiedereinführen einzelner Lebensmittel

Eine Möglichkeit ist es, dass Sie einzelne Lebensmittel langsam wieder in die Diät aufnehmen und die Menge dieser Lebensmittel schrittweise erhöhen. Diese Schritte sollten langsam ablaufen, idealerweise dauert jeder Schritt 3–4 Tage, da der Darm ein träges Organ ist und es von der Nahrungsaufnahme bis zur Entstehung von Symptomen schon einmal 3–4 Tage dauern kann. Dadurch erfahren Sie, wie groß die Menge eines FODMAP-reichen Lebensmittels ist, die Sie gut vertragen, also ohne dass Sie Verdauungsbeschwerden entwickeln.

Wichtig ist, dass Sie sich tatsächlich auf einzelne Lebensmittel beschränken. So können Sie für jedes Lebensmittel, das FODMAP-reich ist und das Ihnen wichtig ist, erlernen, welche Menge Ihr Körper ohne Verdauungsbeschwerden verträgt. Diese Verträglichkeitsschwellen sind sehr unterschiedlich. Ihr Ziel sollte es sein, Ihre persönliche Schwelle herauszufinden. Wenn Sie bei einzelnen Lebensmitteln feststellen, dass diese schon in einer sehr kleinen Menge Verdauungsbeschwerden verursachen, dann sollten Sie diese Lebensmittel dauerhaft aus Ihrem Ernährungsplan streichen.

Wiedereinführen von FODMAP-Kategorien

Ob Sie dieses Wiedereinführen von Lebensmitteln mit einzelnen Lebensmitteln oder mit den verschiedenen FODMAP-Kategorien beginnen, bleibt Ihre persönliche Entscheidung. Einfacher gestaltet sich das Einführen von einzelnen Lebensmitteln, sodass diese Vorgehensweise empfohlen wird.

Sofern Sie die Verträglichkeit von FODMAP-Gruppen testen wollen, erscheinen für die verschiedenen FODMAP-Gruppen folgende Nahrungsmittel für einen Toleranztest geeignet.

!

Am besten gelingt Ihnen das Austesten, wenn Sie sich einen schriftlichen Plan vorbereiten und diesen verfolgen.

Achten Sie darauf wirklich nur einzelne Lebensmittel oder FODMAP-Gruppen zu testen, weil Sie ansonsten durcheinander kommen und Symptome oder Beschwerden nicht mehr zuordnen können.

Die Fruktosetoleranz testen Sie mit zwei Esslöffeln Honig, dieser ist sehr fruktosereich, alternativ sind auch drei Äpfel ein guter Test Ihrer Fruktosetoleranz. Zur Testung der Laktosetoleranz bietet sich ein Glas Vollmilch an. Zur Testung Ihrer Fruktantoleranz verwenden Sie am besten eine Zwiebel oder ein bis zwei Knoblauchzehen. Die Galaktantoleranz testen Sie mit einer Linsenmahlzeit. Die Testung der Polyolverträglichkeit ist etwas schwieriger, da in den meisten Naturprodukten Polyole und Fruktose zusammen vorkommen. Geeignet erscheint ein Test mit fünf Stück sorbitol- und mannitolhaltigem Kaugummi.

FODMAP-Diät Phase 3 – Die langfristige Ernährung

Am Ende der Phase 2 steht Ihre persönliche Diät. Sie kennen die FODMAP-reichen Lebensmittel, die Sie vertragen und auch diejenigen, die Sie nicht vertragen. Für einzelne FODMAP-reiche Lebensmittel werden Sie Ihre Toleranzschwelle kennen, für einige FODMAP-reiche Lebensmittel werden Sie feststellen, dass Sie diese auch in sehr kleinen Mengen nur sehr schlecht vertragen. Für manche steht am Ende der Phase 2 die Erkenntnis, dass sie sich nahezu normal ernähren können und nur einzelne FODMAP-reiche Lebensmittel gar nicht vertragen. Für andere steht am Ende der Phase 2 die Erkenntnis, dass sie Polyole nicht tolerieren, die anderen FODMAPs in gewissen Grenzen aber schon vertragen. Das Ziel ist es, Ihre individuelle, reichhaltige und variable Diät herauszufinden, unter der Sie dauerhaft beschwerdefrei sind.

Generell gilt es zu beachten, dass Sie Lebensmittel, deren FODMAP-Gehalt Sie nicht kennen, und industriell gefertigte Lebensmittel, deren Inhaltsangaben nicht ausreichend sind, wie FODMAP-reiche Lebensmittel behandeln. Dauerhaft wird es Ihnen vermutlich gelingen, industriell gefertigte Mischlebensmittel einzuschätzen und schrittweise wieder in Ihre Ernährung aufzunehmen, sofern Sie das überhaupt noch wollen.

> **!** Finger weg von Lebensmitteln, deren FODMAP-Gehalt Sie nicht kennen und nicht einschätzen können!

Es wird sicher vorkommen, dass Sie im Rahmen Ihrer individuellen Diät wieder in eine zu FODMAP-reiche Diät zurückfallen. Das ist nicht ungewöhnlich, das ganze Leben ist ein Auf und Ab. Es gilt dann, die Diät wieder zurechtzurücken, Diätfehler zu identifizieren und die Ernährung anzupassen.

Wenn die FODMAP-Diät nicht hilft

In manchen Fällen kommt es unter einer FODMAP-Diät zu keiner Besserung oder nur zu einer teilweisen Verbesserung der Verdauungsbeschwerden. Dies kann verschiedenste Gründe haben. Ein möglicher Grund ist, dass sich in Ihre Diät das ein oder andere Lebensmittel eingeschlichen hat, das FODMAP-reich ist. Um dieser Möglichkeit auf den Grund zu gehen, sollte die FODMAP-Lebensmittelliste noch einmal genau durchgesehen werden, um einen solchen möglichen Diätfehler zu identifizieren und die Diät entsprechend anzupassen.

Eine andere Möglichkeit, weshalb die FODMAP-Diät nicht hilft, kann auch sein, dass eine andere Diagnose oder andere Unverträglichkeiten für Ihre Verdauungsbeschwerden verantwortlich sind. Derartige andere Unverträglichkeiten können z. B. Unverträglichkeiten gegen Lebensmittelzusatzstoffe wie Gluten oder andere in der Natur vorkommenden Lebensmittelchemikalien sein, z. B. Amygdalin in Obstkernen, Glykoalkaloide wie Solanin in Kartoffeln, Lektine in Bohnen, Cucurbitacine in Zucchini und Oxalsäure in Rhabarber. Unverträglichkeiten gegen diese Substanzen sind aber selten.

Wie verhält es sich mit Käse?

Die einzelen Käsesorten enthalten FODMAPs in unterschiedlichen Mengen. Das wesentliche FODMAP im Käse ist der Milchzucker, die Laktose. Der in der Milch enthaltene Milchzucker wird bei der Käseherstellung von dem Enzym Laktase zersetzt, das bei der Käseherstellung zumeist von Bakterien stammt. Daher ist in Käsesorten mit einer langen Reifungszeit der FODMAP-/Laktose-Gehalt niedriger als in Käsesorten mit einer kurzen Reifungszeit.

Käsesorten mit einer langen Reifungszeit wie z. B. Hartkäse, Fetakäse, Camembert und Brie sind in einer FODMAP-reduzierten Diät gut geeignete Käsesorten. Käsesorten mit einer kurzen Reifungszeit wie z. B. Frischkäse und Hüttenkäse sind aufgrund ihres hohen Laktosegehaltes FODMAP-reich und daher nicht gut geeignet.

Da Sie zur Bewertung des FODMAP-Gehaltes den Laktosegehalt der verschiedenen Käsesorten kennen sollten, ist in der folgenden Tabelle der Laktosegehalt von verschiedenen Käsesorten angegeben. In der oberen Tabellenhälfte finden Sie gut geeignete Käsesorten (laktosearm), in der unteren Tabellenhälfte finden Sie nicht geeignete Käsesorten (laktosereich). Da der Laktosegehalt in den verschiedenen Produkten schwanken kann, sind die Werte in der Tabelle als Orientierungswerte zu sehen.

Wie verhält es sich mit anderen Molkereiprodukten?

Auch bei anderen Molkereiprodukten ist es wichtig, den Laktosegehalt der einzelnen Produkte zu kennen. Verschiedenste Produkte aus Milch enthalten Laktose in unterschiedlichen Mengen. Im oberen Teil der Tabelle finden sich Milchprodukte mit einem niedrigen Laktosegehalt, im unteren Teil Produkte mit einem hohen Laktosegehalt. Da der Laktosegehalt in den verschiedenen Produkten schwanken kann, sind auch hier Orientierungswerte angegeben.

Laktosegehalt in Käse in g/100 g

laktosearm	
Bergkäse	< 0,1
Brie	0,1–0,2
Butterkäse	< 0,1–1
Camembert	0,1–0,2
Chester	< 0,1
Edamer	< 0,1
Emmentaler	< 0,1
Feta	0,5
Gouda	< 0,1
Harzer	< 0,1
Mozzarella	< 0,1
Parmesan	< 0,1
Raclette	< 0,1
Ricotta	0,3
Tilsiter	< 0,1
laktosereich	
Frischkäse	2–4
Hüttenkäse	3,3

Laktosegehalt in Milchprodukten in g/100 g

laktosearm	
Butter	0,6
laktosereich	
Buttermilch	4
Eiscreme	5–7
Joghurt	3–3,5
Kefir	3,5–6
Kondensmilch	9,3
Kuhmilch	4,5–5,5
Milchpulver	35–50
Quark	2–4
Sahne	3–4
saure Sahne	2–3
Ziegenmilch	4,2

Wo ist noch Laktose enthalten?

Laktose findet sich in vielen industriell hergestellten Lebensmitteln, da Laktose die Konsistenz der Lebensmittel positiv beeinflusst, ein günstiger Füllstoff ist und beim Erhitzen eine bräunliche Farbe annimmt. Die bräunliche Färbung ist, z. B. bei der Herstellung von Bratwürsten, ein Grund der Industrie, Lebensmitteln Laktose beizumengen. Gerade bei industriell gefertigten Lebensmitteln bietet es sich an, die Inhaltsstoffe zu studieren. Kleinere Mengen von Laktose nehmen Sie auch mit Medikamenten auf, da Laktose in der Medikamentenherstellung als Träger- und Füllstoff verwendet wird. Der Laktosegehalt einiger Medikamente ist zwar sehr hoch, da Tabletten aber nur in kleinen Mengen aufgenommen werden, wird darüber auch nur wenig Laktose aufgenommen.

Was gilt es beim Joghurt zu beachten?

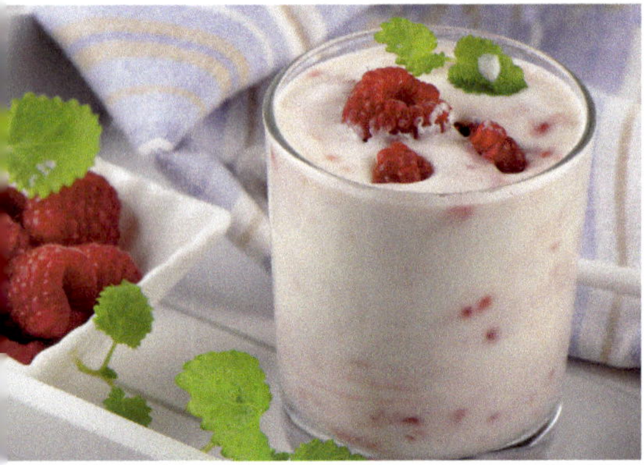

Joghurt ist ein laktosereiches Nahrungsmittel. Wer nicht auf seinen Joghurt verzichten möchte, der kann auf ein paar Dinge achten, die verträglicheren Joghurt von unverträglicherem Joghurt unterscheiden. Das FODMAP in Joghurt ist Laktose. Der Laktosegehalt kann im Joghurt sehr stark schwanken. Die Schwankungen hängen von den Herstellungsbedingungen ab. Laktose wird von den Joghurt-Bakterienkulturen durch das Enzym Laktase gespalten. Je länger diese Kulturen arbeiten können, desto geringer ist der Laktosegehalt des Endproduktes. Mit einer eigenen Joghurtmaschine können Sie z. B. Einfluss auf die Herstellungszeit nehmen und die Joghurtkulturen 14 oder sogar 18 Stunden, anstelle von 10 Stunden, arbeiten lassen. Dadurch wird der Joghurt laktoseärmer und damit bekömmlicher. Bei gekauftem Joghurt können Sie darauf achten, dass der Joghurt nicht sterilisiert oder erhitzt wurde, denn dann sind alle Bakterien abgestorben, sondern dass der Joghurt lebende Bakterien enthält. Diese spalten die Laktose in Ihrem Darm weiter und unterstützen damit die Verdauung.

Wenn Sie eigenen Joghurt herstellen, können Sie dabei laktosefreie Milch verwenden. In dieser Milch ist die Laktose gespalten und Zucker ist in Form von Glukose und Galaktose enthalten. Diese beiden Zucker bereiten keine Verdauungsprobleme. Wegen des Glukose- und Galaktosegehalts schmeckt Joghurt bei Verwendung von laktosefreier Milch aber etwas süßer. Zu beachten ist dabei, dass Sie für die Joghurtherstellung aus laktosefreier Milch andere Joghurtkulturen benötigen als für die Joghurtherstellung aus Kuhmilch. Diese Joghurtkulturen bekommen Sie im Reformhaus oder Sie starten Ihre Joghurtkultur mit Kulturen aus einem frischen und nicht wärmebehandelten laktosefreien Joghurt.

Nimmt der Anteil an FODMAPs in unserer Ernährung zu?

Ja, der Anteil an FODMAPs nimmt in unserer Ernährung aus verschiedensten Gründen zu. Zum einen verändert sich unsere Ernährungsweise hin zu mehr industriell gefertigten Nahrungsmitteln und hin zu mehr Erfrischungsgetränken. Beides sind Quellen insbesondere von zusätzlicher Fruktose. Fruktose wird hier insbesondere zum Süßen verwendet. Es verändert sich aber auch unser Konsum an Früchten und Fruchtsäften. Während das Mehr an Früchten ein Mehr an FODMAPs mit sich bringt, führen die Fruchtsäfte dazu, dass diese FODMAPs auch noch in einer sehr hohen Konzentration aufgenommen werden.

Gerade bei den verschiedenen Zuckern lassen sich die Veränderungen des Konsums sehr gut erkennen. Während der Konsum von Haushaltszucker sinkt und der Konsum von Laktose stabil bleibt, steigt der Konsum von Fruktose stetig an. Ebenso lässt sich die Steigerung des Konsums der Polyole, also der Zuckeraustauschstoffe, in unserer Ernährung durch unser geändertes Ernährungsverhalten erklären. Der steigende Konsum an Getränken, insbesondere Süßgetränken, und der steigenden Konsum an kalorienreduzierten Nahrungsmitteln bedingen einen steigenden Konsum an Zuckeraustauschstoffen. Insbesondere bei den Getränken zeigt sich das deutlich. Vor 25 Jahren waren kalorienreduzierte oder kalorienfreie Getränke unbekannt, inzwischen sind diese Zubereitungen der Normalzustand.

Ein weiterer Grund für den Anstieg von FODMAPs in unserer Ernährung ist der Trend hin zu industriell gefertigten Nahrungsmitteln und zu Fast Food. Diese Produkte sind aufgrund des hohen Gehaltes an Fruktose und Polyolen FODMAP-reich.

> **!**
>
> Der Anteil an FODMAPs in unserer Ernährung nimmt zu durch:
>
> - mehr industriell gefertigte Nahrungsmittel
> - mehr Erfrischungsgetränke
> - mehr kalorienreduzierte Lebensmittel
> - mehr FODMAP-reiche Snacks

Auch ein anderer Trend unserer Ernährung führt zu einer Steigerung der täglichen FODMAP-Aufnahme. Ein großer Teil der täglichen Energieaufnahme erfolgt heutzutage über Zwischenmahlzeiten, genauer gesagt Snacks, Süßigkeiten oder Powerriegeln. All diese Zwischenmahlzeiten sind FODMAP-reich. Auch die Auswahl der konsumierten Lebensmittel hat sich geändert. Der Anteil an Nudelprodukten, Pizza, Kuchen, Cerealien, Backwaren und Produkten mit einem hohem Fruchtanteil hat sich in den letzten 20 Jahren mehr als verdoppelt.

Die durch die Ernährung aufgenommene Menge an Fruktanen hat sich ebenfalls verändert. Fruktane sind zweifellos vorteilhaft in der Lebensmittelherstellung. Sie verbessern die Konsistenz und die Stabilität der produzierten Nahrungsmittel. Gelegentlich werden uns Nahrungsmittel aufgrund ihres Fruktangehalts und damit ihres Ballaststoffgehalts als positiv verkauft. Als Beispiel ist hier die Fruktan-Kartoffel zu nennen. Am Ende verändern all diese Fruktanzusätze aber auch die täglich aufgenommene FODMAP-Menge. Während die meisten Getreideprodukte Fruktane in hohem Ausmaß enthalten, kann die Reispflanze Fruktane nicht synthetisieren. Reis ist daher fruktanfrei. Dies ist ein Grund, weshalb Reisdiäten von Patienten mit Verdauungsbeschwerden sehr gut vertragen werden.

Nahrungsmittel mit zugesetzten Fruktanen erkennt man zum Beispiel an der Kennzeichnung Oligosaccharide, Frukto-Oligosaccharide oder Chicorée.

Was ist mit Fleisch, Fisch, Huhn, Fetten und Ölen?

Proteinquellen wie Fleisch, Fisch und Huhn sind ebenso wie Fette und Öle FODMAP-arm bzw. FODMAP-frei. Das liegt daran, dass diese Nahrungsmittel keine oder nur sehr wenige Kohlenhydrate enthalten. Im Rahmen der FODMAP-Diät können diese Nahrungsmittel frei verzehrt werden. Es gilt aber zu bedenken, dass die Zutaten, die bei der Zubereitung zugegeben werden, wie Saucen, Marinaden oder ein Teigmantel, selbstverständlich FODMAPs enthalten, auf deren FODMAP-Gehalt geachtet werden sollte.

Wie sind Fertigprodukte zu werten?

Bei Fertiggerichten oder Fertigsaucen werden Sie auf Schwierigkeiten stoßen, den FODMAP-Gehalt einzuschätzen. In Fertigprodukten, die in Konserven, getrocknet oder auch tiefgefroren angeboten werden, aber auch in Saucen und Dressings, sind zahlreiche FODMAPs und darüber hinaus häufig retrogradierte Stärke enthalten. Aktuell wird

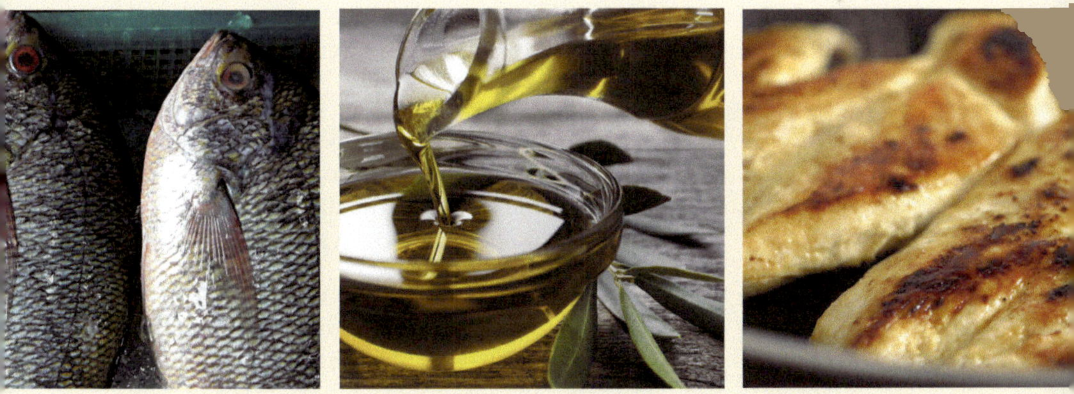

Fisch, Fette und Öle und Fleisch sind FODMAP-arm bzw. FODMAP-frei. In Saucen, Marinaden und im Teigmantel können aber FODMAPs enthalten sein.

der FODMAP-Gehalt dieser Gerichte nicht auf der Verpackung ausgewiesen. Am besten ist es, derartige Produkte bei einer FODMAP-Diät zu vermeiden, denn dann haben Sie Ihre Diät am besten unter Kontrolle. Wenn Sie auf derartige Gerichte aber nicht verzichten wollen, dann sollten Sie die Zutaten genau studieren, um die Lebensmittel einschätzen zu können. Achten Sie bitte insbesondere auf Zutaten wie Fruktose, Süßstoffe, Zwiebel und Knoblauch, da diese sehr häufig auch in größeren Mengen zugesetzt werden.

Wie viele FODMAPs sind in warmen Getränken?

Kaffee enthält nur wenig FODMAPs und kann im Rahmen der Diät getrunken werden. Eine Ausnahme bildet Instantkaffee, dieser ist FODMAP-reich. Es ist aber darauf zu achten, dass die zugegebene Kaffeesahne oder die zugegebene Milch FODMAP-reich ist und vermieden werden sollten. Wenn Milch im Kaffee gewünscht ist, bietet es sich an, anstelle von FODMAP-reicher Kuhmilch laktosefreie Milch oder eine FODMAP-arme Ersatzmilch zu verwenden.

Abgesehen von der FODMAP-Bewertung ist bei Kaffee außerdem zu bedenken, dass das enthaltene Koffein die Darmbeweglichkeit anregt und daher Verdauungsbeschwerden verursachen oder verstärken kann. Deshalb sollte bei Verdauungsbeschwerden, unabhängig vom FODMAP-Gehalt, die tägliche Menge an Kaffee auf maximal drei Portionen oder sogar noch weniger beschränkt werden.

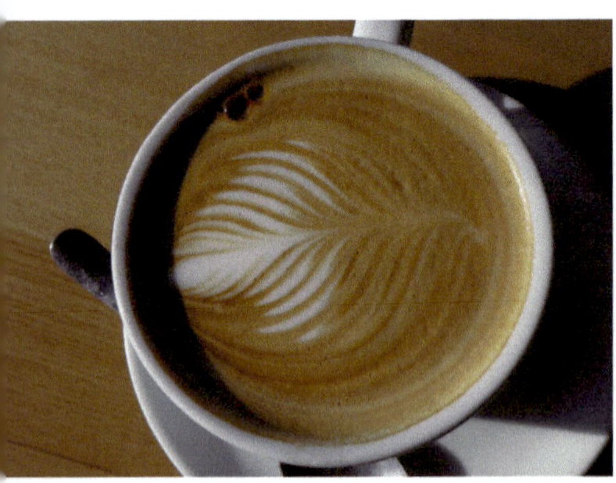

Für Kaffeeersatzprodukte ist bisher noch keine FODMAP-Bewertung erfolgt, aufgrund ihres Chicorée- oder Malzgehaltes sind diese Ersatzprodukte aber als FODMAP-reich anzusehen.

Die Bewertung von Tees ist nicht so einfach wie die Bewertung von Kaffee, da es sich um sehr unterschiedliche Produkte handelt. Als FODMAP-arme Tees gelten Pfefferminztee, grüner Tee, Kräutertee und schwarzer Tee.

FODMAP-Gehalt von Tee

FODMAP-arm	FODMAPs medium	FODMAP-reich
Chai Tee (kurz gezogen)	Chai Tee (lang gezogen)	Fencheltee
grüner Tee	Löwenzahntee (lang gezogen)	Kamillentee
Kräutertee (kurz gezogen)	schwarzer Tee (lang gezogen)	Kräutertee (lang gezogen)
Löwenzahntee (kurz gezogen)		Oolong Tee
Pfefferminztee		
schwarzer Tee (kurz gezogen)		
weißer Tee		

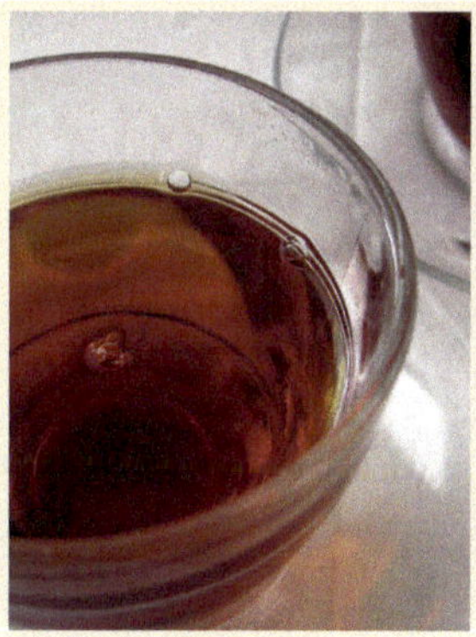

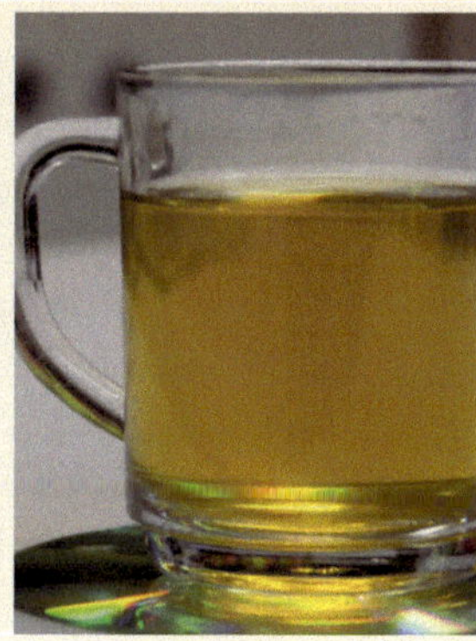

FODMAP-reiche Tees sind z. B. Oolong Tee, Fencheltee und Kamillentee. Darüber hinaus gilt es zu beachten, dass der FODMAP-Gehalt steigt, je länger der Tee zieht. Bei Chai Tee und manchen Kräutertees ist dies bedeutend, sodass diese Tees, wenn sie getrunken werden, nicht zu lange ziehen sollten.

Kakao ist FODMAP-arm und daher gut geeignet, sofern bei der Zubereitung zum Heißgetränk Wasser, Reismilch oder laktosefreie Milch verwendet wird. Wenn Kuhmilch verwendet wird, ist zu berücksichtigen, dass Kuhmilch FODMAP-reich ist.

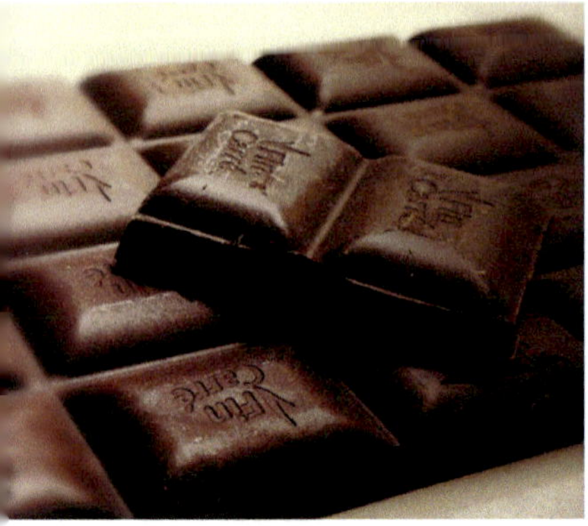

Wie viele FODMAPs sind in Schokolade?

Kakao ist FODMAP-arm und trägt wenig zum FODMAP-Gehalt der Schokolade bei. Die FODMAPs in der Schokolade stammen aus dem enthaltenen Milchzucker. Daher sind dunkle und bittere Schokoladen, also Schokoladen mit einem hohen Kakaogehalt gut geeignet, wohingegen Milchschokoladen und weiße Schokolade eher vermieden werden sollten.

Wie viele FODMAPs enthalten Süßigkeiten und Erfrischungsgetränke?

Gerade in Süßigkeiten verstecken sich große Mengen an Zuckeraustauschstoffen. Häufig verwendet werden Zuckeraustauschstoffe vom Polyoltyp. Sehen Sie auf der nächsten Kaugummipackung und bei den nächsten Pfefferminzdrops nach, Sie finden dort die Polyole aufgelistet. Ein Kaugummi macht vermutlich keine Verdauungsbeschwerden, aber mehrere dieser Süßigkeiten über den Tag verteilt tragen in relevantem Maß zur FODMAP-Belastung bei. Ähnliches gilt für kalorienreduzierte Erfrischungsgetränke. Häufig werden in diesen Getränken Polyole als Zuckeraustauschstoffe verwendet.

Verändert die Zubereitung den FODMAP-Gehalt?

Der Gehalt von FODMAPs in einem Nahrungsmittel verändert sich mit der Zubereitung. Starkes Erhitzen führt z. B. zum Zersetzen von FODMAPs und damit zu einer Verringerung des Gehalts an FODMAPs. Dabei spielen Faktoren wie die Zubereitungstemperatur, die Art (Garen, Braten, Mikrowelle) und die Dauer der Zubereitung eine Rolle. Wie stark sich der FODMAP-Gehalt durch die verschiedenen Zubereitungsweisen verändert, ist für die meisten Lebensmittel unbekannt, sodass im Moment die Art der Zubereitung noch nicht in die Ernährungsempfehlungen eingeht. Dies könnte sich in Zukunft aber ändern.

Interessant ist in diesem Zusammenhang, dass eingemachte Nahrungsmittel einen Teil der FODMAPs, die sogenannten wasserlöslichen FODMAPs, in die beim Einmachen verwendete Flüssigkeit abgeben können. Ist in der Einmachflüssigkeit Essig enthalten, dann verstärkt sich dieser Effekt noch durch die darin enthaltene Säure. Wenn nun z. B. eingelegte Zwiebeln auf den Tisch kommen, sollte die Flüssigkeit abgegossen werden, um zumindest einen Teil der FODMAPs zu beseitigen.

Im Rahmen der Zubereitung kann bei manchen Lebensmitteln der FODMAP-Gehalt aber auch ansteigen. Dies geschieht z.B. beim Trocknen von Früchten. Beim Trocknen wird der Frucht nicht nur Wasser entzogen, was zu einem Anstieg von FODMAPs pro Gewichtseinheit führt, das Trocknen kann darüber hinaus auch dazu führen, dass zusätzliche FODMAPs, wie z. B. Fruktane, entstehen, die in der frischen Frucht nicht enthalten sind. Deshalb sollten Sie im Rahmen der FODMAP-Diät gerade bei getrockneten Früchten Vorsicht walten lassen und auch bei der Wiedereinführung der Lebensmittel in Phase 2 sehr vorsichtig vorgehen.

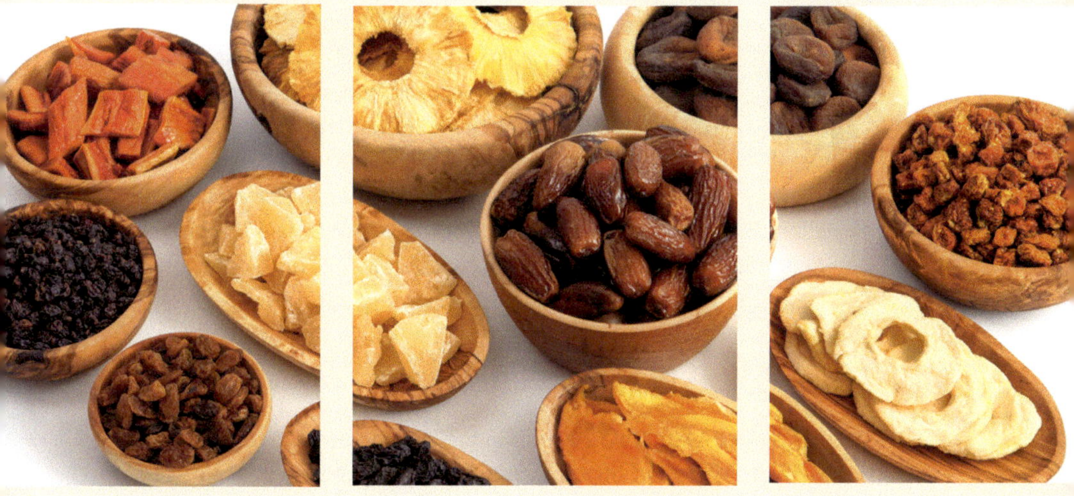

Beim Trocknen von Früchten steigt der Anteil von FODMAPs pro Gewichtseinheit. Oft entstehen durch das Trocknen auch zusätzliche FODMAPs, wie Fruktane.

Wie ersetze ich Zwiebeln und Knoblauch?

Es ist nicht einfach, Zwiebeln und Knoblauch aus unserer Ernährung zu eliminieren. Zwiebeln und Knoblauch werden in vielen Rezepten als Geschmacksträger oder Geschmacksverstärker benötigt und wir haben uns an den guten Geschmack gewöhnt. Leider sind Zwiebeln und Knoblauch sehr FODMAP-reich und sollten im Rahmen der Diät nicht, oder nur sehr wenig, gegessen werden.

Wenn Sie auf Zwiebeln und Knoblauch, genauer gesagt auf den Geschmack, nicht verzichten wollen, dann bietet sich ein Trick an. FODMAPs lösen sich nicht bzw. kaum in Öl. Sie können also Zwiebeln und Knoblauch in Öl anbraten und nach einer kurzen Zeit die Zwiebeln und den Knoblauch aus dem Öl herausnehmen. Dabei geht der Geschmack teilweise in das Öl über und dieses kann weiter verwendet werden, die FODMAP-reiche Zwiebel und der Knoblauch selbst kommen aber nicht auf den Tisch. Wenn Ihnen das zu umständlich ist, können Sie auch Öle kaufen, die Zwiebel- oder Knoblauchgeschmack enthalten. Sofern es sich um klare Öle handelt, ist nur der Geschmack, nicht aber die Zwiebel oder der Knoblauch oder deren FODMAPs enthalten. Eine weitere Möglichkeit, Knoblauch und Zwiebel zu ersetzen, bietet das ayurvedische Gewürz Asafoetida, das im Gegensatz zu Zwiebeln und Knoblauch keine Gerüche hinterlässt.

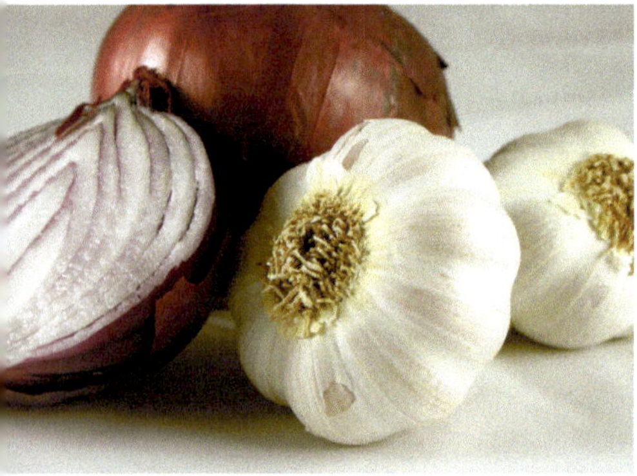

Welches Brot ist FODMAP-arm?

Der FODMAP-Gehalt von Brot hängt hauptsächlich vom verwendeten Mehl ab. Während Brot, das aus Weizen-, Gersten- oder Roggenmehl hergestellt wird, als FODMAP-reich gilt und vermieden werden sollte, ist Brot, das aus Hafermehl hergestellt wird oder mit Dinkelmehl unter Verwendung von Sauerteig, eher FODMAP-arm.

FODMAP-Gehalt von Getreide

FODMAP-arm	FODMAP-reich
Dinkelmehl *	Gerstenmehl
Hafermehl	Grünkern
* FODMAP-Gehalt variiert, je nach Verarbeitung	Roggenmehl
	Weizenmehl
	Triticale

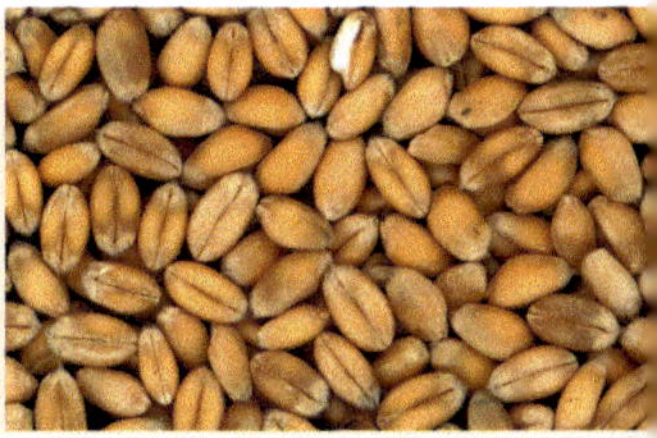

FODMAP-Gehalt von Getreide-Alternativen

FODMAP-arme Alternativen	nicht geeignete Alternativen
Arrowroot (Pfeilwurz)	Amarant
Buchweizen	Erbsenmehl
Hirse	Lupinenmehl
Kartoffelstärke/Kartoffelmehl	
Maisstärke/Maismehl	
Quinoa (Inkareis)	
Reismehl	
Tapiokastärke (aus Maniok)	

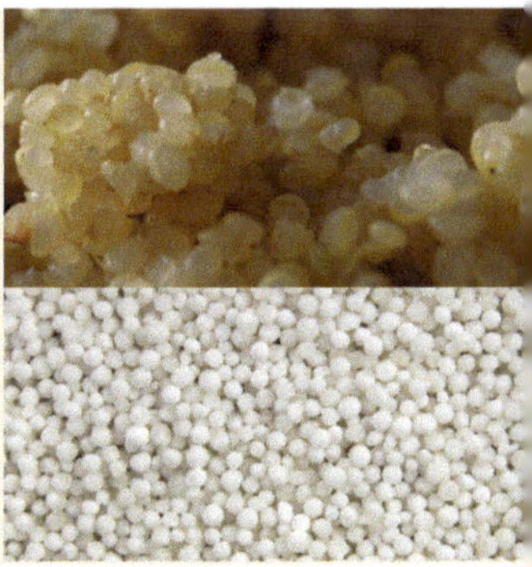

Brot, das beim Zubereiten des Teigs nach der traditionellen Sauerteigmethode, also unter Verwendung von Hefen in Kombination mit Laktobazillen mit einer längeren Gehzeit, zubereitet wurde, ist etwas FODMAP-ärmer, da bei dieser Art der Teigzubereitung die Hefen und die Laktobazillen einen größeren Teil der im Getreide enthaltenen FODMAPs zersetzen und dadurch der FODMAP-Gehalt reduziert wird. Fragen Sie Ihren Bäcker nach der Gehzeit der verwendeten Sauerteige und wählen Sie dann Brote aus FODMAP-armen Mehlen und einer Zubereitung nach der traditionellen Sauerteigmethode.

Ein eleganter Weg beim Brot den FODMAP-Gehalt selbst in die Hand zu nehmen, ist die eigene Herstellung von Brot. Hier können Sie FODMAP-arme Getreide verwenden oder auf FODMAP-arme Alternativen wie Maismehl, Reismehl, Kartoffelstärke oder andere ausweichen. In der obigen Tabelle finden sich zahlreiche Alternativen, aus denen Brot hergestellt werden kann. Wer nichts gegen quadratisches Brot einzuwenden hat, der kann sein FODMAP-armes Leben mit einem Brotbackautomaten sehr vereinfachen. In 2–3 Minuten sind alle Zutaten zusammengemischt und durch die meistens eingebauten Zeitschaltuhren gewinnt Ihr Leben durch frisches Brot zum Frühstück zusätzlich zur FODMAP-Freiheit auch noch an Lebensqualität hinzu. Da Sie sich nicht FODMAP-frei, sondern lediglich FODMAP-arm ernähren wollen, brauchen Sie nur einen Teil des Weizenmehls durch z. B. Hafermehl zu ersetzen. Solche Brote schmecken besser als z. B. glutenfreie Brote.

Ballaststoffe

Ballaststoffe sind ein wichtiger Bestandteil der Ernährung und sie sind erforderlich, um die Darmfunktion und das Stuhlvolumen zu regulieren. Dabei spielt die Fähigkeit der Ballaststoffe, Wasser im Darm zu binden, eine Rolle. Bei den Ballaststoffen handelt es sich um Kohlenhydrate, die unverdaulich sind und meist aus pflanzlichen Quellen stammen. Mehr dazu auf den Seiten 77 bis 79.

Quellmittel, Bindemittel und Stabilisatoren

Quellstoffe, Bindemittel und Stabilisatoren werden Nahrungsmitteln zugesetzt, um deren Konsistenz zu verbessern. Bei den meisten dieser Substanzen handelt es sich nicht um FODMAPs, sodass Sie diese auch nicht einzuschränken brauchen. Dies trifft insbesondere für Agar-Agar, Carrageen und Gelatine zu. Pektin, Xanthan und Guarkernmehl sowie andere Stabilisatoren verursachen Blähungen, wenn sie in größeren Mengen konsumiert werden, sodass Sie den Einsatz auf ein sinnvolles Maß beschränken sollten.

Süßstoffe

Süßen gestaltet sich in einer FODMAP-armen Diät einfach. Zu vermeiden sind alle künstlichen Süßstoffe, die Polyole sind. Diese Süßstoffe enden mit den Buchstaben -ol und Sie finden diese mit deren Alternativnamen und deren E-Nummer zur Lebensmittelkennzeichnung in der folgenden Tabelle. Andere Süßstoffe wie der natürliche

FODMAP-Gehalt von Süßstoffen

FODMAP-arm		FODMAP-reich	
Acesulfam-K	E 950	Erythrit (Erythritol)	E 968
Aspartam	E 951	Glycerol	E 422
Aspartam-Acesulfam	E 962	Isomalt (Isomaltol)	E 953
Cyclamat	E 952	Lactit (Lactitol)	E 966
Neohesperidin	E 959	Maltit (Maltitol)	E 965
Neotam	E 961	Mannit (Mannitol)	E 421
Saccharin	E 954	Sorbit (Sorbitol)	E 420
Stevia	E 960	Xylit (Xylitol)	E 967
Sucralose	E 955		
Thaumatin	E 957		

Süßstoff Stevia (E 960) und Süßstoffe die nicht mit -ol enden wie z. B. Aspartam (E 951) können verwendet werden.

Wenn Sie keine Süßstoffe verwenden, sondern natürliche Zucker bevorzugen, dann sollten Sie Zucker auf Saccharosebasis (Haushaltszucker) oder Glukosebasis (Traubenzucker, Dextrose) verwenden. Zum Süßen sind auch Ahornsirup, Zuckerrohrsirup und mit Einschränkungen auch Zuckerrübensirup geeignet. Zum Süßen nicht geeignet sind Honig und Maissirup, da beide einen zu hohen Fruktoseanteil enthalten.

Gewürze und Kräuter

Gewürze und Kräuter werden beim Zubereiten von Mahlzeiten nur in kleiner Menge verwendet und sind daher nicht limitiert. Viele der Gewürze sind auch noch nicht auf ihren FODMAP-Gehalt untersucht. Fertige Würzmischungen und Saucen sollten aufgrund der Vielzahl der Zutaten und der manchmal schwer zu durchschauenden Inhaltsstoffe gemieden werden. Ebenso sollten Brühwürfel, klare Suppenpulver und Würzsaucen wie z. B. Sojasauce, zumindest größere Mengen davon, gemieden werden, kleinere Mengen sind verträglich. Bedenkenlos können Sie Anis, Basilikum, Cayenne-Pfeffer, Curry, Dill, Ingwer, Kardamom, Kerbel, Koriander, Kümmel, Lakritze, Lavendel, Majoran, Minze, Muskat, Nelken, Oregano, Paprika, Petersilie, Pfeffer, Thymian, Schnittlauch, Senf, Vanille, Wacholder, Zimt und Zitronengras verwenden. Mit frischen oder getrockneten Gewürzen lassen sich zahlreiche Speisen noch schmackhafter machen.

Bitte kein FODMAP-freies Leben – der Umgang mit Fertigprodukten, Backwaren und Getränken

Es gibt kein FODMAP-freies Leben und das ist auch nicht notwendig. Die Ernährung sollte FODMAP-arm sein, aber nicht FODMAP-frei, das geht auch gar nicht. Am Anfang in Diät-Phase 1 ist die Ernährung streng FODMAP-arm, in Phase 2 wird dies schrittweise gelockert und Sie versuchen einzelne FODMAP-reichere Nahrungsmittel wieder aufzunehmen.

Spätestens dann stellt sich die Frage nach dem Umgang mit unserer normalen westlichen Ernährung. Die einzelnen Lebensmittel, die in den Tabellen aufgelistet sind, können Sie sehr einfach vermeiden oder verzehren. Schwieriger ist es, industriell gefertigte Mischlebensmittel dauerhaft zu vermeiden. Die wenigsten von uns wollen das wirklich. Ein paar einfache Tipps werden Ihnen helfen, industriell gefertigte Lebensmittel, Backwaren und Getränke in Ihr FODMAP-armes Leben einzubauen.

Saucen und Dressings

Saucen und Dressings finden sich in jedem Kühlschrank und für viele ist es schwer, sich ein Grillsteak ohne Grillsauce vorzustellen. Das müssen Sie auch nicht. Achten Sie darauf, dass Sie von den Dressings eben deutlich weniger nehmen. Damit ist auch wirklich deutlich weniger gemeint. Das Steak muss ja nicht in der Sauce ertrinken, um den Saucengeschmack anzunehmen und ein frischer Salat schmeckt auch nach Salatsauce, wenn er von dieser nicht erschlagen wird.

Achten Sie auf die Zutaten und vermeiden Sie die FODMAPs, die Sie erkennen. Da meistens die genauen Mengen nicht angegeben sind, werden Sie das ein oder andere Produkt ausprobieren müssen, bis Sie die für Sie verträglichsten und die für Sie verträgliche Menge gefunden haben. In Reformhäusern gibt es heute schon zahlreiche Saucen, Dressings und Würzmittel, die laktosefrei und glutenfrei sind. Diese eignen sich für eine FODMAP-reduzierte Ernährung, denn damit ist zumindest ein Teil der FODMAPs entfernt.

Backen und Backwaren

Backen ist sicher eine der größten Herausforderungen, denn es ist ausgesprochen schwer, FODMAP-arme Getreidemehl-Ersatzprodukte zu finden. Dies betrifft Kuchen backen, Brot backen und alle anderen Nahrungsmittel, bei denen Mehl verwendet wird. Zwar gibt es viele Ersatzmehle – und diese haben Sie weiter vorne im Buch kennengelernt. Aber kein einziges dieser Ersatzmehle kann Getreidemehl und den darin enthaltenen Getreidekleber wirklich gut ersetzen. Daher brauchen Sie verschiedene Strategien, um mit dieser Situation umzugehen. Eine Strategie ist es derartige Backwaren so gut es geht zu vermeiden und dann in Phase 2 der Diät herauszufinden, wie viel dieser Back- bzw. Mehlprodukte Sie vertragen.

Fertige glutenfreie Mehlmischungen

Eine andere Strategie ist es, gerade für diejenigen, die gerne und viel Backwaren oder Mehlprodukte essen, Ersatzmehle zu finden, z. B. glutenfreie Mehle. Überprüfen Sie jedoch, welche Mehle und welche Zusätze verwendet werden, da es auch glutenfreie Ersatzmehle gibt, die als FODMAP-reich eingestuft werden. Einige Händler bieten die glutenfreien Mehle günstiger an, gerade wenn Sie in größerer Menge gekauft werden. Diese fertigen Ersatzmehle können zum Backen wie Weizenmehl eingesetzt werden. Die fertigen Ersatzmehle bestehen meist aus Maismehl und Reismehl, Kartoffelstärke, Maisstärke sowie einem Klebstoff (Guarkernmehl, Johannisbrotkernmehl oder Xanthan). Die fertigen Ersatzmehle sind etwas teurer als Weizenmehl, aber günstiger als die nächste Strategie.

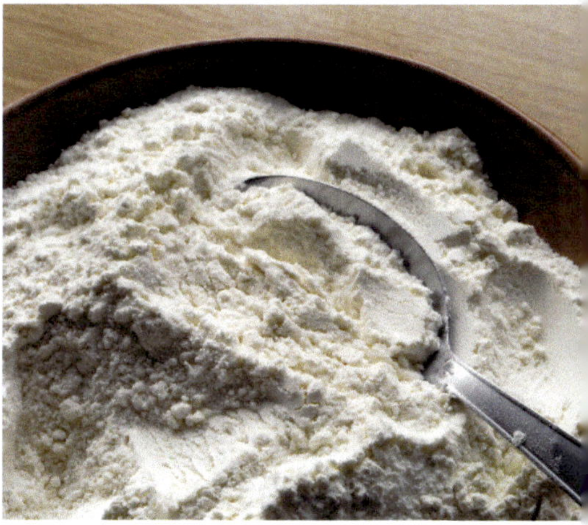

Ersatzmehle selbst herstellen

Die nächstmögliche Strategie ist, dass Sie sich Ihr Ersatzmehl selber mischen. In diesem Fall benötigen Sie eine Mischung aus mindestens drei verschiedenen Mehlen.

Mehlmischungen für Brot

Für Brote oder festere Backprodukte besteht eine mögliche Mischung aus zwei Teilen Reismehl, einem Teil Maisstärke, einem Teil Maismehl oder Sojamehl und zwei gestrichenen Teelöffeln Ersatzkleber pro 500 Gramm Mehl. Als Ersatzkleber kann Xanthan, Guarkernmehl oder Johannisbrotkernmehl verwendet werden, wobei 2 TL Xanthan ca. 3 TL Guarkernmehl oder 3 TL Johannisbrotkernmehl entsprechen. Xanthan ergibt eine gummiartige Beschaffenheit, die nicht jedem liegt, Guarkernmehl und Johannisbrotmehl ergeben eine nicht gar so feste Beschaffenheit. Je nach Festigkeit sind die Mengen dieser Ersatzkleber zu steigern oder zu verringern, so wie Sie es eben mögen. Maisstärke finden Sie in jedem Supermarkt, denn die Stärke, die wir üblicherweise im Supermarkt kaufen, ist Maisstärke. Die Maisstärke kann alternativ auch durch Kartoffelstärke ausgetauscht werden. Kartoffelstärke wird in vielen Supermärkten auch unter dem Namen Kartoffelmehl angeboten.

Mehlmischung für Kuchen und Gebäck mit Ei

Bei Kuchen, in denen Eier verbacken werden, kann auch eine Mehlmischung aus einem Teil Sojamehl, einem Teil Maisstärke und zwei Teilen Reismehl verwendet werden. Je mehr verschiedene Mehle Sie vermengen, desto ähnlicher werden die Eigenschaften Ihres Mehles dem Weizenmehl. Beispielhaft finden Sie auf der nächsten Seite drei mögliche Mehle. Wem dieses Mischen aber zu umständlich ist, der weicht auf die erwerbbaren glutenfreien Mehle aus.

Für Gebäck wie Weihnachtsplätzchen ist es oft hilfreich, den Anteil von Reismehl etwas zu erhöhen. Insgesamt bietet es sich beim Thema Mehl an, auch ein bisschen zu experimentieren, jeder Geschmack ist etwas anders. Sie werden feststellen, dass Backwaren aus Ersatzmehlen

FODMAP-arme Mehlmischungen

Für Brote und Backwaren
500 g Reismehl
250 g Sojamehl *
125 g Kartoffelstärke
125 g Maisstärke
2 TL Xanthan

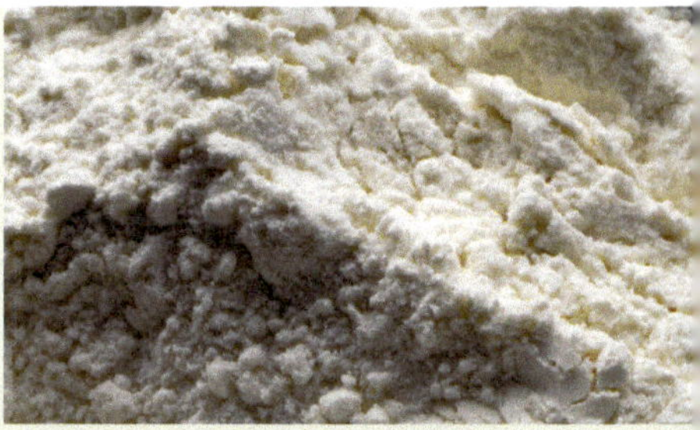

Für Brote und Backwaren
450 g Reismehl
50 g geriebene Haselnüsse
250 g Maisstärke
175 g Sojamehl *
100 g Tapiokamehl
3 TL Guarkernmehl

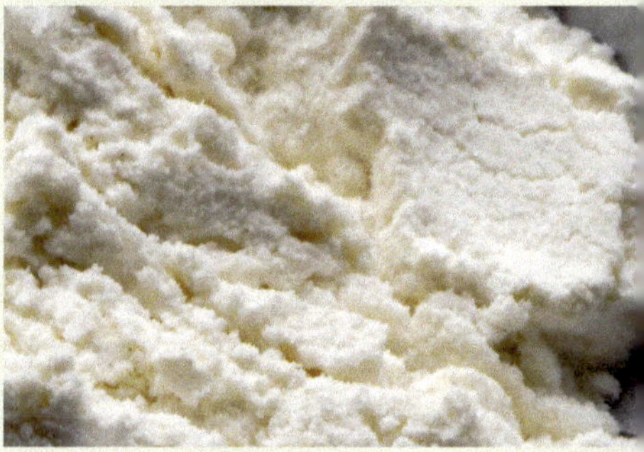

Für Kuchen und Gebäck mit Ei
450 g Reismehl
50 g geriebene Haselnüsse
250 g Maisstärke
250 g Kartoffelstärke
3 TL Johannisbrotkernmehl

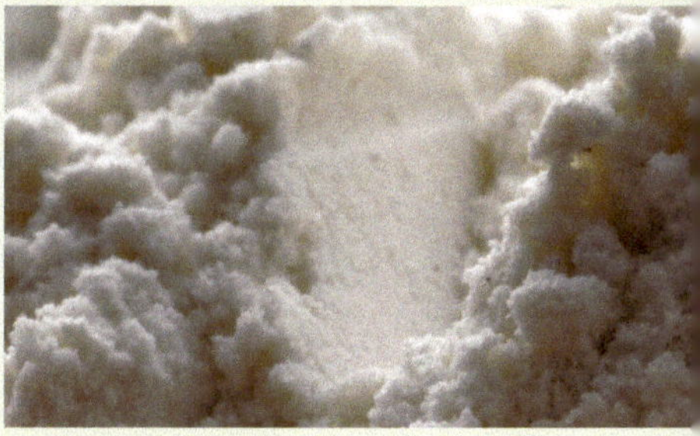

* Sojamehl enthält Oligosaccharide. In geringen Mengen vertragen die meisten Reizdarmpatienten es jedoch gut. Testen Sie Ihre individuelle Toleranzschwelle.

schneller austrocknen. Falls Sie Ihre Produkte also etwas feuchter wollen, können Sie z. B. einen Teil des Reismehls durch gemahlene Haselnüsse ersetzen.

Getränke

Bei den Getränken ist zwischen den nicht alkoholischen und den alkoholischen zu unterscheiden. Am FODMAP-verträglichsten wäre es, nur Wasser zu trinken. Am besten Wasser mit keiner oder wenig Kohlensäure. Kohlensäurehaltiges Wasser ist für Ihren Darm eher nicht geeignet.

Frucht- und Gemüsesäfte sind, da sie konzentriert sind, FODMAP-reich. Wenn Sie Frucht- und Gemüsesäfte trinken, achten Sie darauf, FODMAP-arme Lebensmittel zu wählen, die Menge auf ein halbes Glas zu begrenzen und den Saft mit Wasser zu verdünnen, dann haben Sie mehr davon. Das soll heißen, in Maßen genossen, brauchen Sie auf den Orangensaft nicht zu verzichten.

Wer gerne Milch trinkt, für den wird es hart. Da hilft nur, den Konsum auf ein Minimum zu beschränken oder auf Alternativen wie laktosefreie Milch oder Reismilch umzusteigen, die doch etwas anders schmecken.

Limonaden, und insbesondere Limonaden mit hohem Fruktosegehalt oder Ersatzzuckergehalt, sind ungeeignet. Mehr Erklärungen dazu finden Sie weiter vorne im Ratgeber unter dem Punkt „Fruktose“ und dem Punkt „Wie viele FODMAPs enthalten Süßigkeiten und Erfrischungsgetränke?“.

Warme und heiße Getränke finden Sie unter dem Punkt „Wie viele FODMAPs sind in warmen Getränken?“ in diesem Buch bewertet.

Bei den alkoholischen Getränken ist zunächst einmal zu berücksichtigen, dass Alkohol generell nur in Maßen oder gar nicht konsumiert werden sollte. Wenn Sie aber dennoch ein alkoholisches Getränk wollen, dann ist Bier aufgrund des Getreide- und Malzgehaltes eher ungeeignet und sollte allenfalls in kleinsten Mengen, also maximal ein kleines Glas, getrunken werden. Wein und Schaumweine sind FODMAP-reich, wobei der FODMAP-Gehalt mit der Süße steigt. Wenn es also unbedingt ein Glas Wein sein soll, dann so trocken wie möglich. Andere Spirituosen sind unbedenklich, derartig hochprozentige Spirituosen werden aber auch nicht in großen Mengen konsumiert. Vorsicht bei alkoholischen Mischgetränken, hier sollten Sie unbedingt auf die sonstigen Zutaten achten.

Verträgt sich die FODMAP-Diät mit anderen Diäten?

Mit den meisten anderen Diäten verträgt sich die FODMAP-Diät gut, denn Sie haben die Auswahl aus einer Vielzahl von möglichen Lebensmitteln. Schwierig wird es, wenn Sie aufgrund einer weiteren Erkrankung in Ihrer Lebensmittelauswahl sehr auf FODMAP-reiche Lebensmittel angewiesen sind. Beispielhaft ist hier die Zuckerkrankheit, der Diabetes, zu sehen, denn bei einer Zuckerkrankheit wird oft auf Zuckeraustauschstoffe ausgewichen, die FODMAP-reich sind. Ähnlich kann es auch bei Lebererkrankungen sein, bei denen spezielle Diäten eingehalten werden sollen. Wenn Sie aus medizinischen Gründen eine spezielle Diät einhalten müssen, dann sollten Sie vor dem Beginn einer FODMAP-Diät unbedingt einen Ernährungsberater aufsuchen, um Ihren Diätplan zu erstellen.

FODMAP und vegetarische bzw. vegane Ernährung

Dies gilt mit Einschränkungen auch bei Personen, die sich strikt vegan oder vegetarisch ernähren. Eine vegane oder vegetarische Ernährung verträgt sich nur eingeschränkt mit einer FODMAP-Diät, da zur Deckung des Proteinbedarfs bei Vegetariern häufig FODMAP-reiche Milchprodukte und Hülsenfrüchte konsumiert werden. Hier ist die Ernährung sehr genau zu planen und möglicherweise ist der ein oder andere Kompromiss auf der FODMAP-Seite erforderlich, um Mangelzustände zu vermeiden. Zur Vermeidung von Mangelzuständen ist es auch in diesem Fall sinnvoll, die Ernährung durch eine Ernährungsberatung abzusichern.

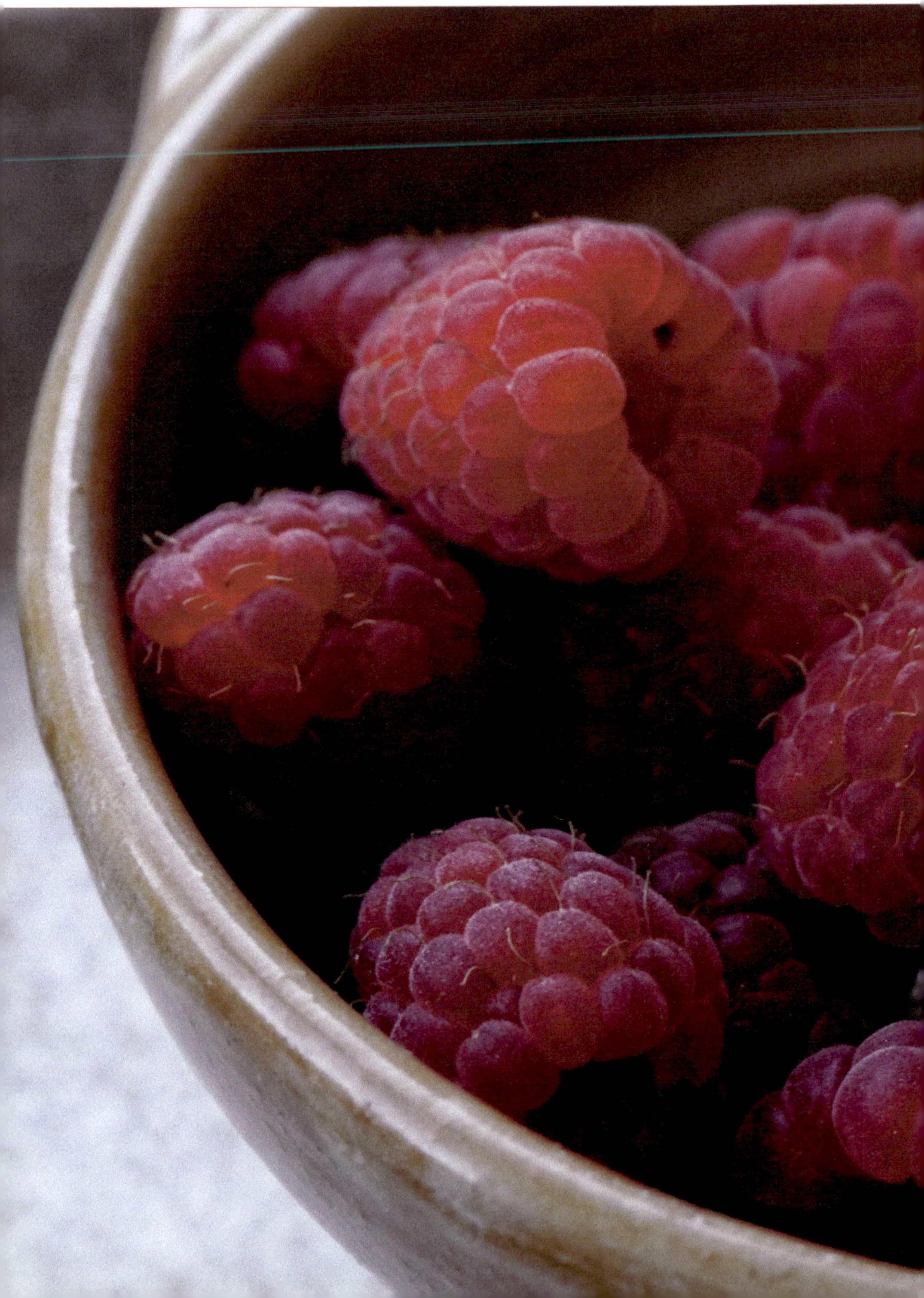

Kapitel 6
Rezepte

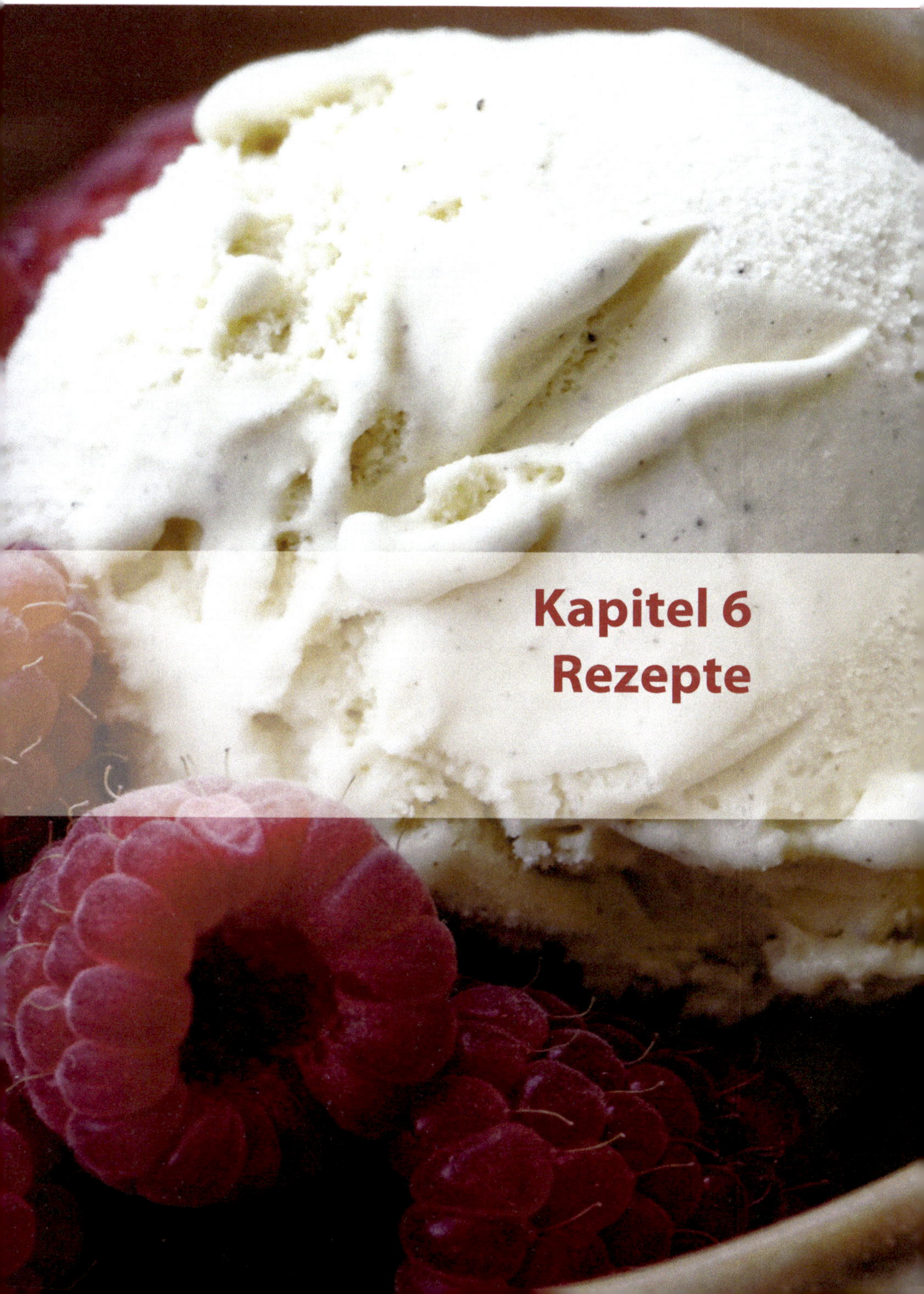

In diesem Kapitel finden Sie einige Rezeptvorschläge für den Anfang, kein high-end Kochbuch, sondern einfach umsetzbare Vorschläge für den Start in ein FODMAP-reduziertes Leben.

Lassen Sie sich von den Rezepten inspirieren und nehmen Sie die Vorschläge als Ausgangspunkt für eigene Kreationen. Jeder Geschmack ist ein wenig anders. Deshalb können und sollten Sie die Rezepte an Ihren eigenen Geschmack anpassen.

Ebenso verhält es sich mit den einzelnen Zutaten. Angepasst an das, was Sie gerade vorrätig haben, können Sie Zutaten, die Ihnen eher nicht schmecken durch FODMAP-arme vergleichbare Zutaten austauschen und so ein eigenes, neues Geschmackserlebnis gestalten. Sie können z. B. Haferflocken durch Buchweizenflocken austauschen und anstelle von Brokkoli Rosenkohl auswählen. Ebenso lässt sich z. B. Ahornsirup durch Zuckerrohrsirup ersetzen, wie es Ihnen eben schmeckt – die beiden Sirups schmecken etwas unterschiedlich. Wenn Sie die Rezepte an den eigenen Geschmack anpassen, achten Sie unbedingt darauf, dass die getauschten Lebensmittel auch FODMAP-arm sind, dann sind Sie auf der sicheren Seite. Haferflocken durch Weizenflocken auszutauschen wäre zum Beispiel keine gute Idee.

Die Rezepte sind von der Menge her so angegeben, dass sie meist für 2–3 Personen reichen, bei den Nachtischen meist für 4 Personen. Da man im Geschäft üblicherweise 2 Bananen und nicht 175 Gramm Bananen kauft, habe ich die Angaben so gewählt, wie man die Zutaten erhält. Ich persönlich finde das praktikabler.

Lediglich in den ersten 6–8 Wochen Ihrer FODMAP-Diät (Phase 1) sollten Sie sich so FODMAP-arm wie möglich ernähren. Danach, in der Phase 2 der FODMAP-Diät können Sie einzelne Nahrungsmittel wieder in die Diät aufnehmen und Ihre Toleranzschwelle kennenlernen.

Die meisten Rezeptvorschläge sind für die Phase 1 geeignet. Eine Ausnahme bildet das Hummus-Rezept auf Seite 134. In der streng FODMAP-armen Phase sollten Sie davon nur eine kleine Portion essen. In Bezug auf den Getreide- und Laktosegehalt können Sie Ihre Diät in der Phase 2 individuell anpassen und je nachdem, wie viel Milchzucker Sie vertragen, ist es nicht notwendig zu 100 % auf laktosefreie Produkte auszuweichen. Ebenso verhält es sich mit den Broten und Backwaren. Es ist bei den meisten vermutlich nicht notwendig dauerhaft weizen-, gerste- und roggenfrei zu backen, wenn Sie die Ratschläge, die in diesem Ratgeber gegeben wurden, so gut wie möglich berücksichtigen. Ihre persönliche Toleranzschwelle ist ausschlaggebend.

Frühstück

Beim Frühstück haben Sie eine sehr große Auswahl. Sofern Sie nur wenig frühstücken, bietet sich FODMAP-armes Obst an. Mit einem Frühstücksei können Sie auch nichts falsch machen.

Wirklicher Aufmerksamkeit bedarf nur das Thema Brot. Sofern Sie beim Brot sehr sensitiv sind, bleibt nur der Weg Brot selbst zu backen, und dann benötigt das Thema etwas mehr Beachtung. In diesem Fall sind die Rezeptvorschläge nur eine Anregung und Sie werden aus dem Backen von FODMAP-reduzierten Broten entweder ein Hobby machen oder Sie sollten den Brotkonsum einfach reduzieren. Wenn Sie feststellen sollten, dass Sie bei sorgfältiger Auswahl der Brote und begrenzter Menge symptomfrei durch den Tag kommen, dann haben Sie bei den Dingen, die Sie auf Ihre Brote legen können, reichlich Auswahl. Wie Sie FODMAP-ärmere Brote erkennen oder zubereiten, finden Sie weiter vorne im Ratgeber und Rezepte dazu auch etwas weiter hinten in diesem Kapitel.

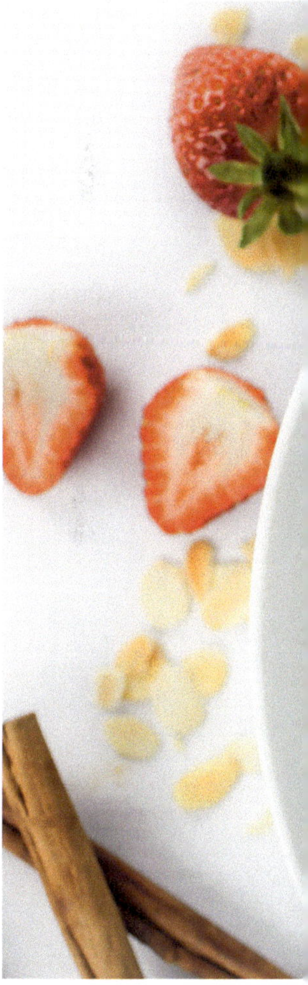

Bei den Aufstrichen sind Sie mit Butter, Wurst, Marmelade und Hartkäse auf der sicheren Seite. Die warmen Getränke, unter denen Sie zum Frühstück auswählen können, finden Sie weiter vorne im Ratgeber sehr detailliert beschrieben. Weitere Nahrungsmittel suchen Sie sich über die FODMAP-Tabellen zusammen, aber gerade beim Frühstück dürften Sie nur wenige Schwierigkeiten haben.

Leicht und lang sättigend …

Müsli mit Blaubeeren, Kiwi und Mandarinen

Für 2 Personen | ⌚ 10 Min.

1 Kiwi · 1 Mandarine · 2 EL Blaubeeren · 5 Walnusskerne · 1 TL Kürbiskerne · 1 EL Limettensaft · 100 g Haferflocken · 200 ml laktosefreie Milch · 2 EL Ahornsirup · 1 laktosefreier Joghurt

1 Die Kiwi schälen und in Scheiben schneiden, die Mandarine ebenso schälen und in mundgerechte Stücke schneiden. Beides zusammen mit den Blaubeeren in eine Schüssel geben, dann die Walnuss-, die Kürbiskerne und den Limettensaft darüber verteilen.

2 Anschließend die Haferflocken, die laktosefreie Milch, den Ahornsirup und den laktosefreien Joghurt darübergeben und alles vermengen.

Pro Portion 452 kcal · 17 g Eiweiß · 16 g Fett · 55 g Kohlenhydrate

Statt der Haferflocken können auch Buchweizen- oder Quinoaflocken verwendet werden und wem das Müsli nicht süß genug ist, der kann mit Ahornsirup nachsüßen.

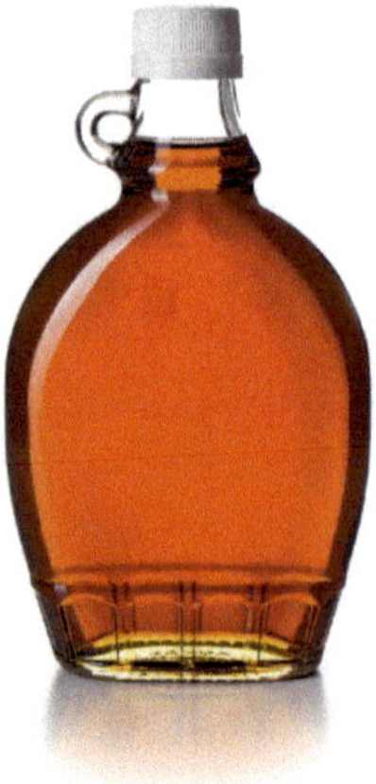

Ahornsirup

Ahornsirup als Süßungsmittel haben wir den nordamerikanischen Ureinwohnern zu verdanken. Durch das Eindicken des natürlich gewonnenen Saftes aus Ahornstämmen bekommt der Sirup die bräunliche Farbe und das typische Aroma. Wem der Geschmack nicht liegt, der kann den Ahornsirup in den Rezepten durch Haushaltszucker oder Zuckerrübensirup ersetzen.

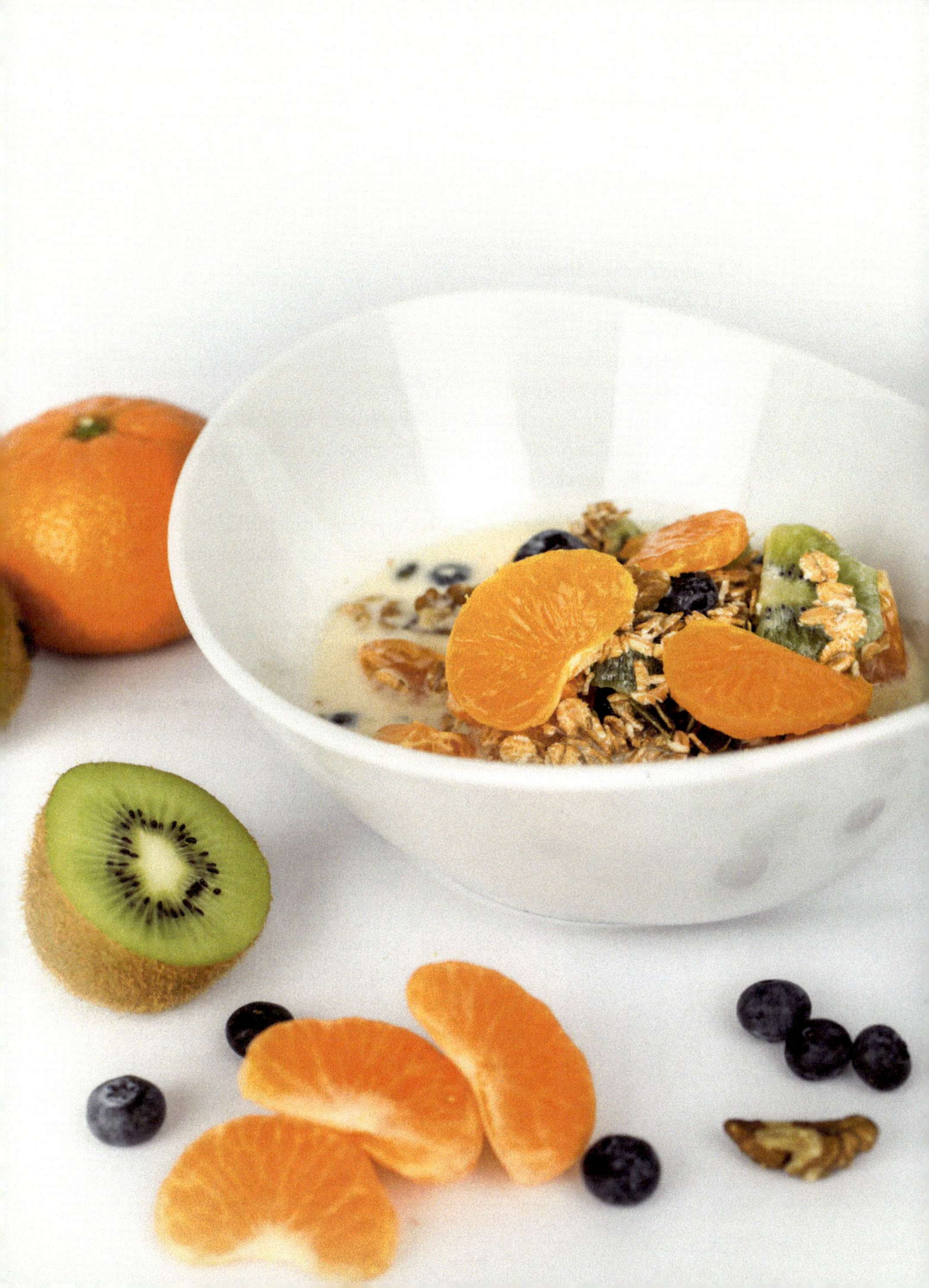

Erfrischend und wohltuend …

Ananas-Minze-Drink

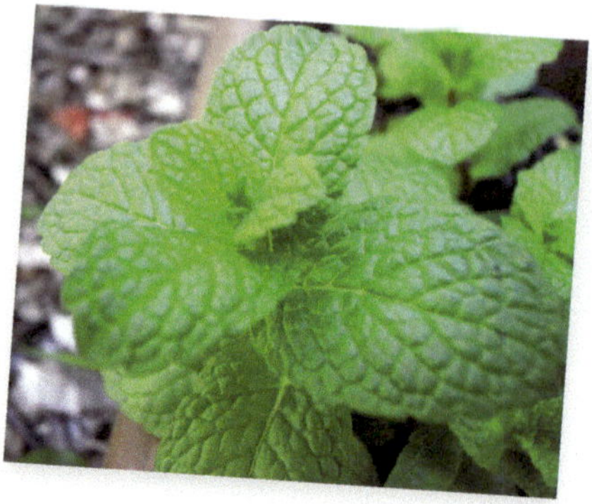

Für 2 Personen | 🕘 5 Min.

- **½ Ananas**
- **1 Bund frische Minze**
- **2 EL Zucker**
- **200 g Eiswürfel**
- **250 ml Orangensaft**

1 Die Ananas schälen, den Strunk entfernen und das Fruchtfleisch in kleine Würfel schneiden. Minzblätter von den Stielen zupfen, ein paar zum Verzieren beiseitelegen.

2 Alle Zutaten in einen Standmixer geben und pürieren. Mit ein paar Minzblättern garnieren und gleich nach der Zubereitung servieren.

Pro Portion 202 kcal · 2 g Eiweiß · 0 g Fett · 44 g Kohlenhydrate

Es ist auch möglich, ein bisschen laktosefreie Sahne in den Drink zu mixen. Der Geschmack wird dadurch etwas anders und der Drink cremiger.

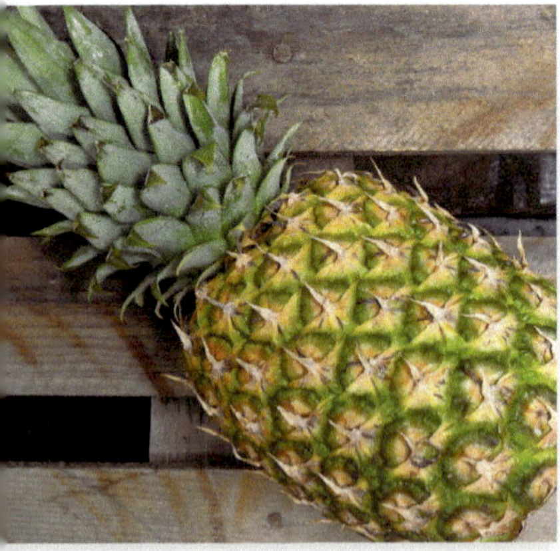

Minze und Ananas

Minze und Ananas wirken jeweils auf ihre Weise positiv auf die Verdauung. Das Enzym Bromelain in der Ananas hilft Eiweiße zu spalten und so besser aufnehmen zu können. Ananas enthält außerdem viele Mineralstoffe und Vitamine. Die Minze wirkt krampflösend und sorgt für das frische Aroma des Drinks.

Fruchtig, nussiges Knuspermüsli auf Vorrat …

Blaubeeren-Granola

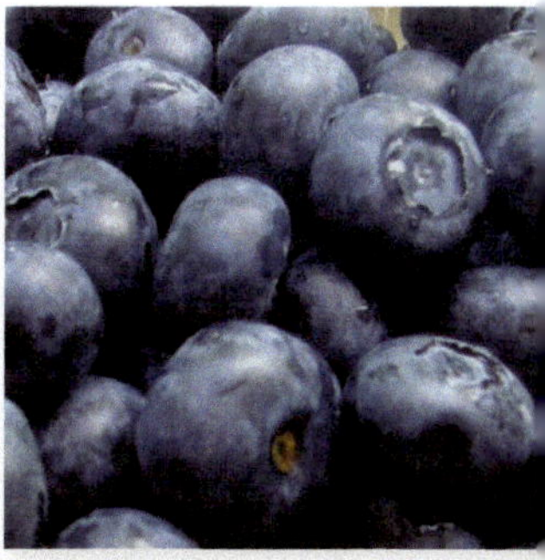

🕘 10 Min. + 30–45 Min. Backzeit

400 g Haferflocken · 100 g gehackte Mandeln · 100 g Kürbiskerne · 50 g Kokosraspeln · ¼ TL Salz · 1 gestrichener TL Zimt · 1 Prise Ingwerpulver · 50 g Zucker · 3 EL Pflanzenöl · 5 EL Ahornsirup · Blaubeeren · eventuell laktosefreie Milch oder laktosefreier Joghurt

1 Nehmen Sie eine große Schüssel und mischen Sie die Haferflocken, die gehackten Mandeln, die Kürbiskerne, die Kokosraspeln und das Salz mit einem Löffel. Nach dem Verrühren die Gewürze sowie den Zucker dazugeben und alles nochmals gut durchmischen. Zuletzt das Öl und den Ahornsirup dazugeben und verrühren. Den letzten Schritt am besten mit den Händen vornehmen und eventuell ein bisschen mehr Öl und Ahornsirup verwenden, bis die Haferflocken gleichmäßig benetzt sind.

2 Ein Backpapier auf ein Backblech legen und die Mischung gleichmäßig darauf verteilen. Das Granola dann 15 Minuten im auf 150 Grad vorgeheizten Backofen auf der mittleren Schiene backen. Nun die vielen kleinen Teile des Granola mit einer Gabel wenden und nochmals 15 Minuten backen.

3 Je nachdem, wie knusprig Sie Ihr Granola mögen, nun alle 5 Minuten wenden und weiterbacken, bis es für Sie knusprig genug erscheint. Meistens ist das Granola nach 2- bis 3-maligem Wenden fertig. Am Ende soll das Granola eine hellbraune Farbe haben.

4 Das Granola am besten über Nacht an einem trockenen Ort abkühlen lassen. Erst durch das Trocknen wird es richtig knusprig.

5 Direkt vor dem Essen z. B. mit Blaubeeren, laktosefreier Milch oder laktosefreiem Joghurt anrichten. Anstelle der Blaubeeren können Sie auch ein anderes FODMAP-armes Obst wählen oder das Granola auch ohne Obst essen, nur mit Milch oder Joghurt.

Pro 100 g 464 kcal · 14 g Eiweiß · 25 g Fett · 42 g Kohlenhydrate

Wertvolles Eiweiß in Hülle und Fülle …

Erdbeer-Quinoa-Frühstück

Für 3 Personen | 20 Min.

150 ml Reismilch · 1 TL Zucker · 200 g Quinoa · 1 Prise Salz · 200 g Erdbeeren · 1 Bund frische Minze · 30 g Mandelsplitter · ½ TL Zimt · Ahornsirup, nach Belieben

1 300 ml Wasser zusammen mit der Reismilch und dem Zucker aufkochen. Wenn Sie keine Reismilch vorrätig haben, dann können Sie anstelle dessen auch die Menge an Wasser erhöhen. Quinoa und eine Prise Salz hinzufügen und 10–15 Minuten bei niedriger Temperatur köcheln lassen, bis die Flüssigkeit eingezogen ist.

2 In der Zwischenzeit die Erdbeeren in mundgerechte Stücke schneiden und mit den klein gehackten Blättern der Minze vermischen.

3 Quinoa vom Herd nehmen und mit einem Holzlöffel die Mandelsplitter und den Zimt unterrühren, heiß auf kleine Teller verteilen. Erdbeeren und nach Belieben den Ahornsirup darübergeben.

Pro Portion 395 kcal · 12 g Eiweiß · 10 g Fett · 60 g Kohlenhydrate

Den Ahornsirup können Sie durch Zimt-Zucker oder nur durch Zucker ersetzen, je nachdem, was Ihnen am besten schmeckt.

Quinoa

Quinoa ist ein in Südamerika weit verbreitetes „Pseudogetreide". Quinoakörner sehen wie Senf- oder Hirsekörner aus und können in vielen Speisen eingesetzt werden. Die Verwendung ähnelt der von Hirse. Gemahlene Quinoa kann wie Getreidemehl verwendet werden und ist besonders bei Patienten mit einer Zöliakie als Getreideersatz beliebt, da dieses Mehl glutenfrei ist. Dazu kommt, dass Quinoa viele essenzielle Aminosäuren und Mineralstoffe enthält.

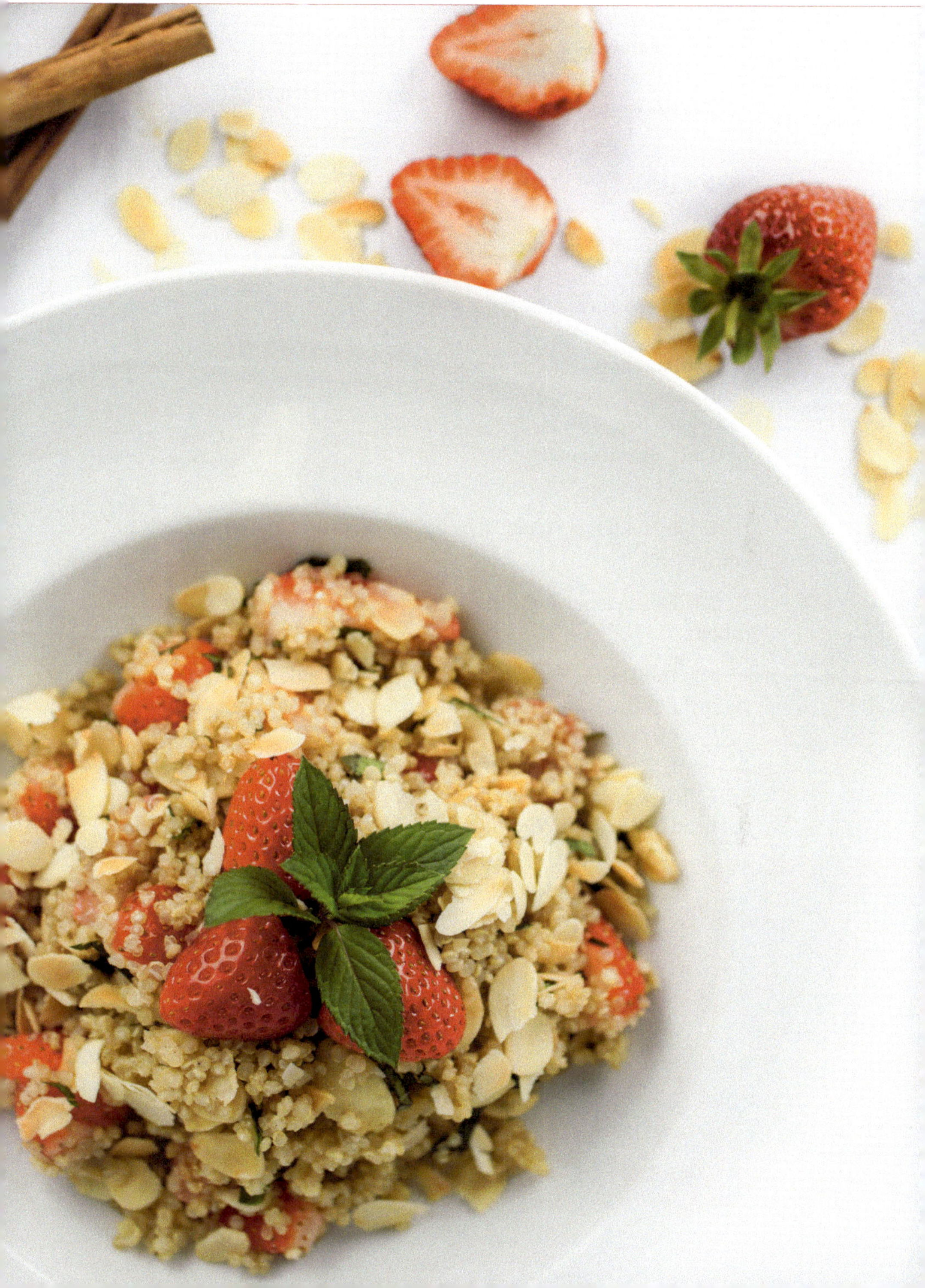

Herzhaftes mit Käse und Speck …

Frühstücksomelett

Für 2 Personen | ⌚ 15 Min.

- **50 g gewürfelter Speck**
- **3 Eier**
- **Salz und schwarzer Pfeffer**
- **1 Tomate**
- **1 Paprikaschote**
- **Olivenöl**
- **50 g geriebenen Pecorino**
- **frischer Schnittlauch**

1 In einer kleine Pfanne den gewürfelten Speck anbraten, bis er knusprig ist.

2 Die Eier in einer Rührschüssel mit dem Salz und dem Pfeffer verrühren.

3 Die Tomate und die Paprikaschote in sehr kleine Stücke schneiden. Dann die Tomate, die Paprika und den Speck mit den Eiern verrühren.

4 Etwas Olivenöl in eine Pfanne geben, erhitzen und dann einen Schöpflöffel der Eimasse in die Pfanne geben, sodass der Boden ausreichend bedeckt ist. Wie einen Pfannkuchen von beiden Seiten goldbraun backen und kurz vor dem Herausnehmen den Pecorino darüberstreuen, sodass der Käse noch schmelzen kann.

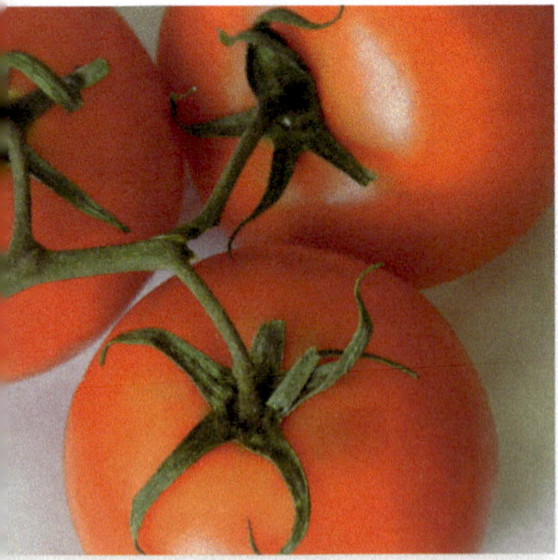

5 Das Omelett zusammenklappen und auf dem Teller mit dem klein geschnittenen Schnittlauch bestreuen.

Pro Portion 511 kcal · 22 g Eiweiß · 45 g Fett · 5 g Kohlenhydrate

Cremig süße Versuchung …

Lemon Curd – Brotaufstrich

⌚ 30 Min.

3 große Zitronen, unbehandelt · 250 g Puderzucker · 1 Päckchen Vanillinzucker · 3 Eier · 80 g Butter

1 Als Erstes die Zitronenschalen mit einer Reibe abreiben. Dann die Zitronen auspressen und den Saft beiseitestellen.

2 Den Puder- und Vanillinzucker mit den Eiern in einem Rührbecher kräftig verrühren.

3 Die Butter in einem Kochtopf schmelzen, dann den Zitronensaft, die Ei-Zucker-Masse und das Abgeriebene der Zitronenschalen dazugeben. Alles verrühren und unter ständigem Rühren so lange bei mittlerer Hitze weiter kochen, bis das Curd cremig wird.

4 Das Curd nun in Schraubgläser füllen und nach dem Abkühlen im Kühlschrank aufbewahren. Das Lemon Curd ist im Kühlschrank 10–14 Tage haltbar. Probieren Sie es erst einmal, so lange wird es dort sicher nicht stehen!

Pro 100 g 333 kcal · 4 g Eiweiß · 15 g Fett · 46 g Kohlenhydrate

Lemon Curd

Lemon Curd ist in Großbritannien ein sehr beliebter Brotaufstrich. Es ist im Prinzip eine Mischung aus Zucker, Eiern und Zitronen, die entweder wie Marmelade als Brotaufstrich oder zur Verfeinerung von Backwaren verwendet wird und sehr aromatisch schmeckt. Andere Curds, die zumeist aus geronnener Milch bestehen und in Großbritannien weit verbreitet sind, haben es noch nicht bis auf das europäische Festland geschafft.

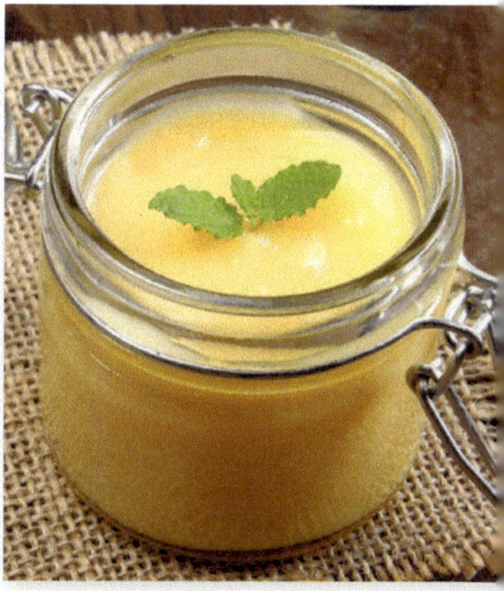

Ein Frühstücksklassiker neu erfunden …

Amerikanische Pancakes mit Blaubeeren

Für 4 Personen | 🕐 20 Min.

240 g Reismehl · 80 g Stärke · 3 EL Tapiokamehl oder Sojamehl · ½ TL Xanthan · 1 Päckchen Backpulver · 1 EL Zucker · ¼ TL Salz · 1 Messerspitze Zimt · 2 Eier · 450 ml laktosefreie Milch · 3 EL Pflanzenöl · 1 Schälchen Blaubeeren · Ahornsirup

1 In einer Rührschüssel als Erstes alle trockenen Zutaten verrühren. Dann die Eier, die laktosefreie Milch und das Öl unterrühren. Der Teig sollte zwar zäh sein, aber in der Pfanne noch gut verlaufen. Wenn er in der Pfanne nicht gut zerfließt, noch etwas Milch zum Teig geben.

2 In einer großen Pfanne etwas Öl erhitzen und mit einem Schöpflöffel Teig hineingeben. Der Teig sollte zu ca. 8–10 cm großen Talern zerlaufen, das ist die typische Größe von amerikanischen Pancakes.

3 Bei mittlerer Hitze erst die eine Seite backen, dann wenden und die andere Seite backen.

4 Frisch servieren, Blaubeeren und etwas Ahornsirup zum Süßen darübergeben.

Pro Portion 591 kcal · 17 g Eiweiß · 20 g Fett · 83 g Kohlenhydrate

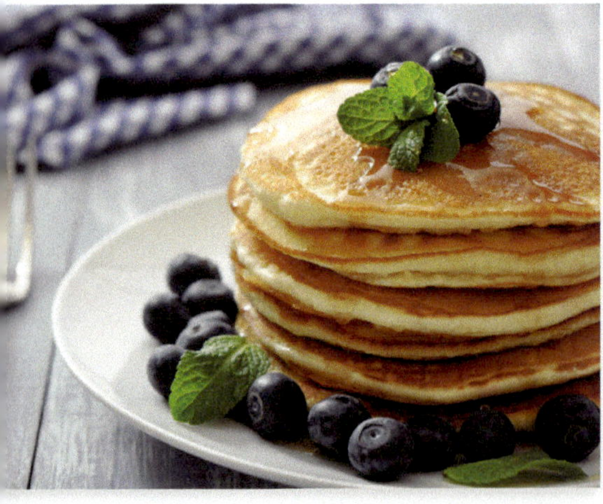

Tapioka

Tapioka stammt ursprünglich aus Brasilien und wird aus Stärke der Maniokknolle hergestellt. Das Tapiokamehl ist ähnlich wie Kartoffelstärke oder Maisstärke verwendbar. In den letzten Jahren finden Tapiokakügelchen zunehmend Verwendung in Süßspeisen oder in Bubble-Tees.

Gesundes Eiweiß knusprig gebraten …

Herzhaftes Tofu-Frühstück

Für 3 Personen | 🕘 25 Min.

150 g fester Tofu · Pfeffer · 1 EL Sojasauce · Knoblauchöl · 3 Eier · Salz, Pfeffer · frischer Koriander (oder Schnittlauch)

1 Den Tofu in 3 dicke Scheiben schneiden, mit Pfeffer bestreuen und etwas Sojasauce darübergeben. Die Sojasauce 2–3 Minuten einziehen lassen und den Tofu dann in einer beschichteten Pfanne mit etwas Knoblauchöl von beiden Seiten bei sehr niedriger Hitze langsam knusprig braun anbraten. Dazu müssen Sie sich etwas Zeit nehmen, denn wenn Sie zu schnell braten, zerfällt der Tofu. Wenn Sie dazu keine Geduld haben, dann schneiden Sie den Tofu lieber gleich in Würfel und braten ihn bei höherer Hitze und mit deutlich mehr Öl, genau genommen frittieren sie ihn dann.

2 In einer weiteren Pfanne die drei Eier als Spiegeleier braten und mit etwas Pfeffer und Salz würzen.

3 Den fertigen Tofu auf die Frühstücksteller verteilen, je ein Spiegelei darauflegen und mit etwas frischem Koriander verzieren.

Pro Portion 321 kcal · 16 g Eiweiß · 27 g Fett · 3 g Kohlenhydrate

Koriander

Koriander, die arabische Petersilie, ist der Petersilie sehr ähnlich, hat aber einen höheren Anteil an ätherischen Ölen und deshalb einen intensiveren Geschmack. Als Gewürz können sowohl der Koriandersamen als auch das frische Korianderkraut verwendet werden. Der Würzgeschmack von Samen und Kraut ist unterschiedlich.

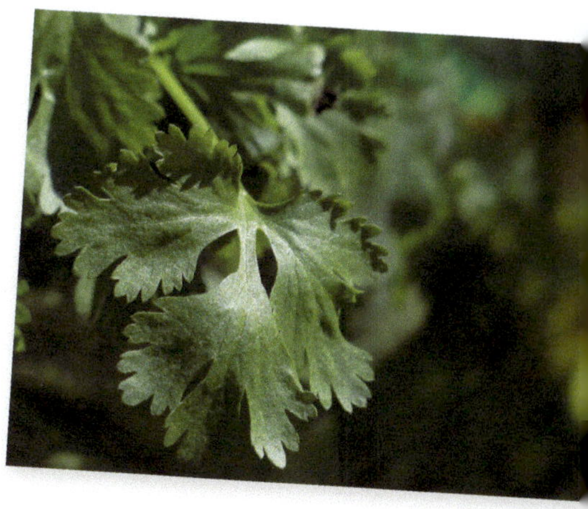

Cremig fruchtig und schnell gemacht …

Kiwi-Smoothie

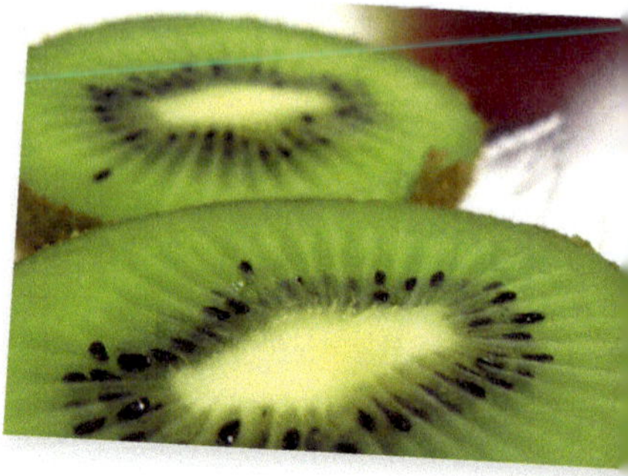

Für 2 Personen | 5 Min.

- **3 Kiwis**
- **1 Banane**
- **1 Limette**

1 Die Kiwis und die Banane schälen und in Stücke schneiden.

2 Alles in einen Standmixer geben, den Saft der Limette darübergeben und das Ganze pürieren.

3 Je nach gewünschter Temperatur und Konsistenz 2–4 Eiswürfel mit pürieren.

Pro Portion 94 kcal · 1 g Eiweiß · 1 g Fett · 17 g Kohlenhydrate

Der Spinat macht´s …

Popeyes Orangen-Smoothie

Für 2 Personen | 5 Min.

2 Orangen · 5 gefrorene Erdbeeren · 1/4 Avocado · 10 Blätter frischer Spinat

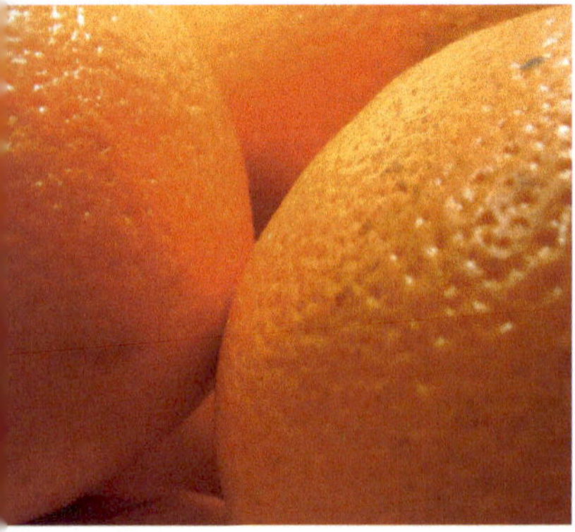

1 Die Orangen schälen und in Stücke schneiden.

2 Das Fruchtfleisch der Orangen, die Avocado, die Erdbeeren und die Spinatblätter in einen Standmixer geben.

3 30–60 Sekunden pürieren und sofort genießen.

Pro Portion 120 kcal · 3 g Eiweiß · 3 g Fett · 16 g Kohlenhydrate

Frühstücksei auf raffinierte Art …

Pochierte Eier

Für 2 Personen | ◷ 20 Min.

- **2 EL Essig**
- **4 große Eier**
- **frischer Schnittlauch**
- **Pfeffer, Salz**

1 1 ½ Liter Wasser aufkochen und den Essig dazugeben. Das Wasser nun auf niedriger Flamme weiter köcheln lassen.

2 Die Eier einzeln am Topfrand aufschlagen und vorsichtig in das auf niedriger Flamme köchelnde Wasser gleiten lassen. Das Ei nun 2 ½–3 Minuten bei leicht erniedrigter Temperatur ziehen lassen.

3 Anschließend das Ei mit einem Schaumlöffel aus dem Wasser nehmen und auf Küchenkrepp abtropfen lassen. Nun die anderen Eier auf die gleiche Weise zubereiten.

4 Etwas einfacher ist die Zubereitung, wenn Sie das Ei 10 Sekunden in der Schale vorkochen, erst dann die Schale aufschlagen und das Ei in das Wasser geben.

5 Die Eier können bis zum Essen in 30–40 Grad warmem Salzwasser warm gehalten werden, außerhalb des Wassers trocknen sie sehr rasch aus.

6 Die Eier auf dem Teller mit klein geschnittenem frischem Schnittlauch und grob gemahlenem Pfeffer aus der Mühle bestreuen und nach Belieben salzen.

Pro Portion 167 kcal · 14 g Eiweiß · 11 g Fett · 2 g Kohlenhydrate

Wenn Ihnen die pochierten Eier nicht gelingen, achten Sie darauf, ob Ihre Eier frisch genug sind. Ein frisches Ei erkennen Sie daran, dass es in einer Schüssel mit Wasser zu Boden sinkt, während ein nicht mehr ganz Frisches oben schwimmt.

Vorspeisen

Auch bei den Vorspeisen werden Sie selten auf Schwierigkeiten stoßen. Blattsalate sind alle FODMAP-arm und wenn Sie sich angewöhnen, Salate mit Essig und Öl oder mit einer einfachen Vinaigrette anzumachen, wie ich das in den Rezeptvorschlägen mehrfach beschreibe, dann machen Sie schon einmal vieles richtig. Eine sehr einfache FODMAP-arme Vinaigrette finden Sie z. B. im Rezeptvorschlag Feldsalat mit Hühnerbrust.

Fertige Salatdressings sollten Sie besser meiden. Knoblauchöl oder Zwiebelöl können Sie übrigens sehr einfach selbst herstellen.

Die Salate lassen sich prima mit FODMAP-armer Rohkost, wie geschnittenen Karotten- oder Paprikastreifen, aufpeppen.

Es bietet sich an, bei den Vorspeisen darauf zu achten mit wenigen Zutaten zu arbeiten, dann behält man am besten den Überblick über die FODMAPs. Die Rezeptvorschläge der Vorspeisen können Sie – in etwas größerer Menge zubereitet – auch als leichte Hauptspeise verwenden.

Knoblauchöl oder Zwiebelöl können Sie übrigens sehr einfach selbst herstellen. Geben Sie 200 ml Olivenöl in einen kleinen Kochtopf, fügen Sie klein geschnittenen Knoblauch oder Zwiebeln dazu und lassen Sie das Öl bei niedriger Temperatur 5–10 Minuten unter ständigem Rühren köcheln und anschließend 20 Minuten ziehen.

Das Öl dann kalt werden lassen und durch ein Sieb in eine kleine Flasche gießen. Das Öl kann im Kühlschrank 1–2 Wochen aufbewahrt werden.

Hier können Sie die Pflicht zum Hobby werden lassen. Durch die Zugabe von klein gehackten frischen Kräutern geben Sie dem Öl unterschiedliche Geschmacksrichtungen.

Knackige Rohkost ...

Kohlrabi-Karotten-Salat mit frischer Minze

Für 2 Pers. | ⏲ 15 Min. + 30–60 Min. Ruhezeit

- 2 Kohlrabi
- 5 Karotten
- frische Minze
- 4 EL Knoblauchöl
- 2 EL Zitronensaft
- Salz, Pfeffer

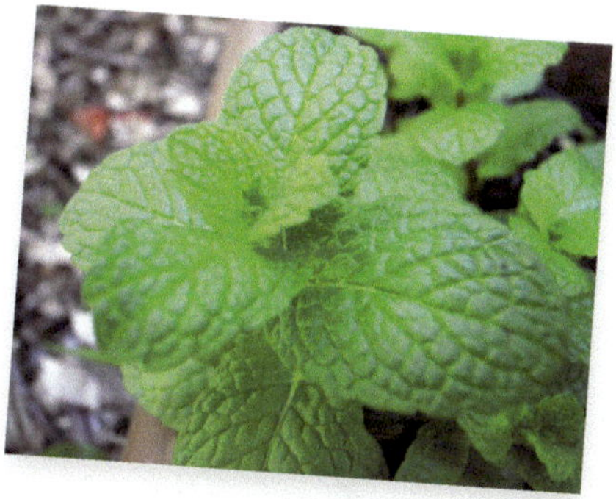

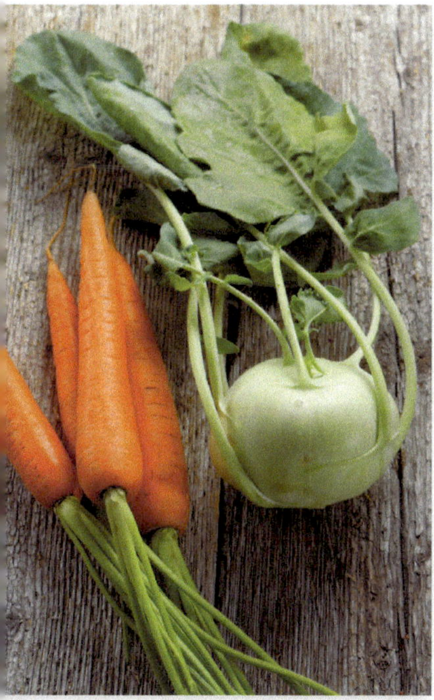

1 Die Kohlrabi und die Karotten zunächst schälen und dann in kleine Streifen schneiden.

2 Die frische Minze sehr klein schneiden und mit dem Knoblauchöl, dem Zitronensaft und mit den Kohlrabi- und Karottenstreifen vermischen. Einige Blätter der Minze zum Verzieren beiseitelegen.

3 In einer zugedeckten Schüssel 30–60 Minuten ziehen lassen.

4 Salz und Pfeffer, je nach Geschmack, erst kurz vor dem Servieren unterrühren, mit ein paar Minzeblättern verzieren.

Pro Portion 317 kcal · 6 g Eiweiß · 15 g Fett · 32 g Kohlenhydrate

Grünes aus dem Backofen...

Kopfsalat mal anders

Für 2 Pers. | ⌚ 10 Min. + 15–20 Min. Backzeit

- **2 Kopfsalate**
- **Salz, Pfeffer**
- **frischer Thymian**
- **4 EL Knoblauchöl**
- **2 EL gewürfelten Speck**

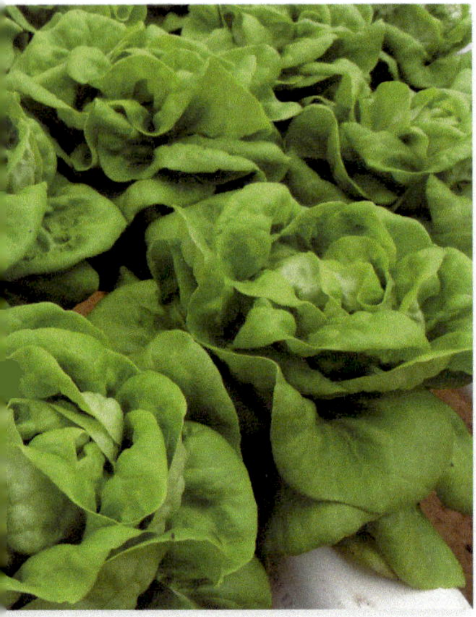

1 Die Kopfsalate halbieren und vom Strunk befreien. Die Kopfsalathälften mit der angeschnittenen Seite nach oben in eine gefettete Backform legen, mit Salz, Pfeffer und dem frischen Thymian würzen.

2 Das Knoblauchöl darübergeben. Die Backform abdecken und in den auf 170 Grad vorgeheizten Backofen auf die mittlere Schiene stellen.

3 Während der Salat im Backofen ist, die Speckwürfel in einer Pfanne in etwas Knoblauchöl anbraten.

4 Nach 15–20 Minuten den Salat herausnehmen und die Speckwürfel darübergeben.

Pro Portion 375 kcal · 4 g Eiweiß · 38 g Fett · 3 g Kohlenhydrate

Dieses Rezept bringt viel Abwechslung in Ihre Küche, da Sie anstelle des Kopfsalats auch andere Salate verwenden können. Da jeder Salat etwas anders schmeckt, wird Ihrem Gaumen nicht langweilig. Probieren Sie es doch am besten gleich einmal mit einem nussig schmeckenden Eichblattsalat.

Südliche Gefilde auf dem Tisch ...

Gebratene Auberginentaler

Für 2 Pers. | 25 Min.

- **1 große Aubergine**
- **5 EL Olivenöl**
- **Salz, Pfeffer**
- **100 g Stärke**
- **1 Zitrone, Saft**

1 Die Aubergine in 5 mm dicke Taler schneiden. Salzen und pfeffern, mit etwas Zitronensaft und Öl begießen und ca. 10 Minuten stehen lassen, damit das Öl einziehen kann.

2 Die Stärke auf einen Teller geben, die Auberginentaler darin wenden und anschließend in einer Pfanne von beiden Seiten gut anbraten.

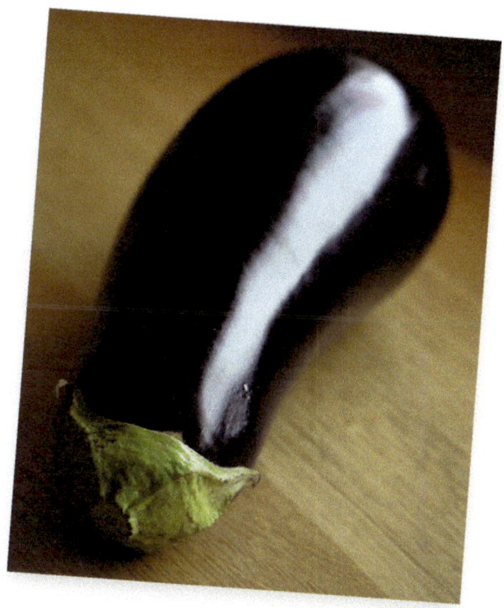

Pro Portion 541 kcal · 2 g Eiweiß · 38 g Fett · 48 g Kohlenhydrate

Etwas deftiger schmecken die Auberginentaler, wenn sie nach der Stärke zusätzlich noch in Ei gewendet werden.

Sehr gut schmecken die Auberginentaler auch, wenn Sie vor dem Servieren über die Taler ein wenig dunklen Balsamicoessig geben.

Würzig und fein ...

Mangold mit heißem Feta

Für 2 Pers. | ⌚ 30 Min.

- **2 EL Pinienkerne**
- **2 Stück Fetakäse (ca. 200 g)**
- **6 Blätter Mangold**
- **2 EL Knoblauchöl**
- **Salz**
- **frisch gemahlener Pfeffer**

1 Die Pinienkerne in einer heißen Pfanne 2–3 Minuten rösten, bis sie hellbraun werden. Die beiden Fetakäse in Alufolie einwickeln und in einer Backform bei 210 Grad im vorgeheizten Backofen 15–20 Minuten backen.

2 Währenddessen den Mangold in breite Streifen schneiden, in dem Knoblauchöl anbraten und anschließend ca. 10 Minuten mit etwas Wasser dünsten. Mit wenig Salz und reichlich frisch gemahlenem Pfeffer würzen.

3 Die Pinienkerne unterrühren und den Mangold mit den Pinienkernen auf die Vorspeisenteller verteilen. Die Fetakäse-Scheiben aus dem Backofen nehmen, auswickeln und vorsichtig auf den Mangold legen.

Pro Portion 521 kcal · 19 g Eiweiß · 47 g Fett · 4 g Kohlenhydrate

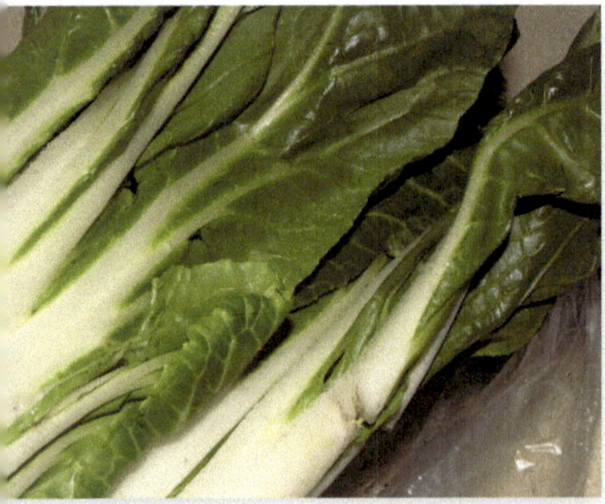

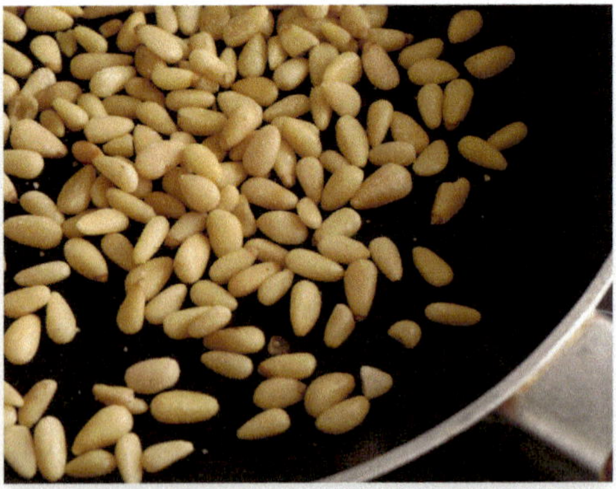

Eine besondere Geschmackskombination …

Parmaschinken auf Fenchel-Dill-Salat

Für 3 Pers. | 🕘 10 Min.

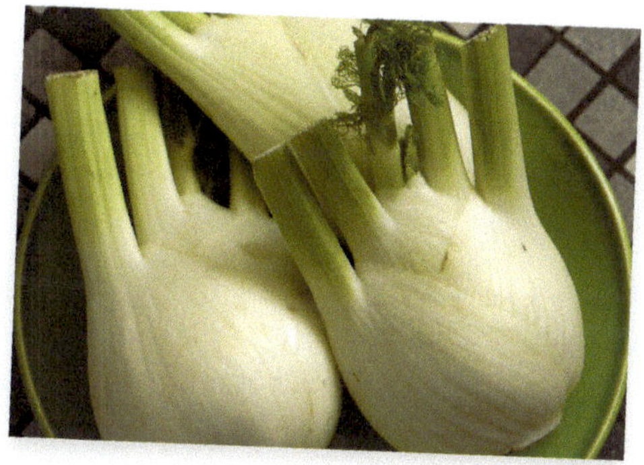

- **2 Knollen Fenchel**
- **1 Bund frischer Dill**
- **5 Walnüsse**
- **1 EL Senf**
- **5 EL Olivenöl**
- **5 EL Balsamicoessig**
- **1 TL Zucker**
- **Salz, Pfeffer**
- **150 g Parmaschinken in Scheiben**

1 Als Erstes den Fenchel waschen, halbieren und in ca. 5 mm dicke Streifen schneiden.

2 Den Dill mit einem Messer klein schneiden und die Walnüsse in grobe Stücke zerkleinern.

3 Senf, Olivenöl, Essig, Zucker, Salz und Pfeffer zu einer Vinaigrette verrühren. Je nach gewünschter Konsistenz der Vinaigrette ein paar EL Wasser dazu geben.

4 Fenchel, Dill und Walnüsse in einer Salatschüssel mit der Vinaigrette vermengen. Die Schinkenscheiben einzeln aufrollen und obenauf legen.

Pro Portion 307 kcal · 16 g Eiweiß · 24 g Fett · 7 g Kohlenhydrate

Einfache FODMAP-arme Vinaigrette

1 EL Senf, 5 EL Balsamicoessig, 5 EL Olivenöl, 5 EL Wasser, eine Prise Salz und eine Prise Pfeffer zu einer Vinaigrette verrühren.

Dieser einfachen Vinaigrette können Sie mit verschiedenen frisch geschnittenen Kräutern viele interessante Geschmacksrichtungen geben.

Ein Klassiker der orientalischen Küche ...

Hummus

Für 3 Pers. | ⌚ 15 Min.

1 Glas Kichererbsen (ca. 330 g) · 100 g Sesampaste (Tahin) · 3 EL Knoblauchöl · ½ Zitrone · ½ TL gemahlener Kreuzkümmel · Salz · ¼ TL Paprika, scharf · 1 rote Paprikaschote · 1 Gurke · 1 Karotte

1 Die Kichererbsen aus dem Glas durch ein Sieb gießen und die Flüssigkeit wegschütten. Dann die Kichererbsen, die Sesampaste, das Knoblauchöl und 5 EL Wasser in eine Rührschüssel geben und mit dem Pürierstab pürieren.

2 Wer den Geschmack mit mehr Paprika aufpeppen möchte, kann zusätzlich noch eingelegten Paprika hineinpürieren, der Hummus bekommt dann auch eine rötere Farbe. Anschließend den Saft der halben Zitrone und den Kreuzkümmel hineinrühren und mit Salz abschmecken.

3 Den Hummus in Servierschälchen verteilen und nach Belieben mit etwas Sesam oder Paprika oder einigen ganzen Kichererbsen dekorieren.

4 Die Paprikaschote, die Gurke und die Karotte in etwa 10 cm lange Streifen schneiden und den Hummus mit den Gemüsesticks servieren.

Pro Portion 507 kcal · 17 g Eiweiß · 35 g Fett · 24 g Kohlenhydrate

FODMAPs verringern

Kichererbsen und Sesampaste (Tahin) enthalten einiges an Oligosacchariden (wofür das O in FODMAP steht). Diese sind wasserlöslich, sodass bei den Kichererbsen durch wiederholtes Einweichen und Wegschütten des Einweichwassers der Anteil der FODMAPs verringert werden kann. Wer die FODMAPs noch mehr reduzieren möchte, kann die Hälfte der Sesampaste mit 75 g laktosefreiem Joghurt (½ Becher) ersetzen.

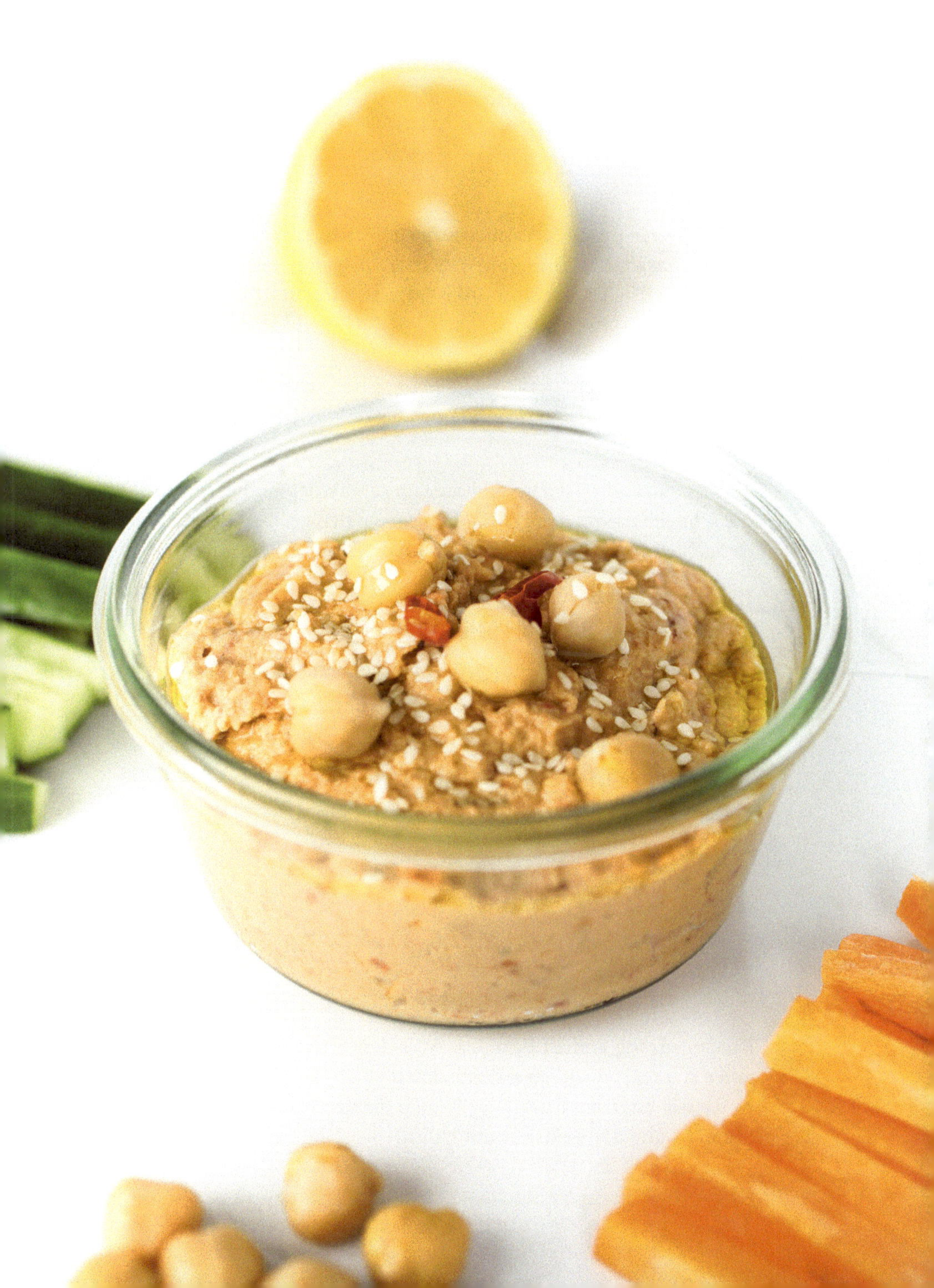

Schnell zubereitet und sättigend …

Romanasalat mit Thunfisch

Für 3 Pers. | ⌚ 10 Min.

6 EL Olivenöl · 6 EL Balsamicoessig · 1 TL süßen Senf · Salz, Pfeffer · 1 Romanasalat · 1 Tomate · ½ Gurke · 1 Bund Frühlingszwiebeln (grüner Teil) · 1 Dose Thunfisch im eigenen Saft · 3 hart gekochte Eier

1 Für die Vinaigrette Öl, Essig, Senf, 6 EL Wasser, Salz und Pfeffer verrühren. Die Vinaigrette wird noch besser, wenn Sie frische Kräuter dazugeben.

2 Den Salat, die Tomate und die Gurke waschen und in kleine Stücke schneiden. Von den Frühlingszwiebeln den grünen Anteil in kleine Stücke schneiden, den weißen Anteil verwerfen.

3 Alles in eine Schüssel geben und den Thunfisch darüber verteilen. Nun die Vinaigrette darübergeben und alles vermengen.

4 Die hart gekochten Eier in Viertel schneiden und die Viertel auf dem Salat verteilen.

5 Am besten schmeckt der Salat, wenn die Eier noch warm sind und der Romanasalatkopf vor der Zubereitung frisch aus dem Kühlschrank kommt.

Pro Portion 273 kcal · 22 g Eiweiß · 17 g Fett · 7 g Kohlenhydrate

Balsamicoessig enthält Fruktose. Wer den Fruktosegehalt der Salatsauce stärker reduzieren möchte, kann einen Teil des Balsamico mit Apfelessig ersetzen. Dasselbe gilt auch für den Fenchel-Dill-Salat auf Seite 133 und den Feldsalat mit Hühnerbrust auf Seite 138.

Da ist Sonne drin – und die schmeckt man …

Tomatensuppe mit Parmesan

Für 3 Pers. | 🕗 40 Min.

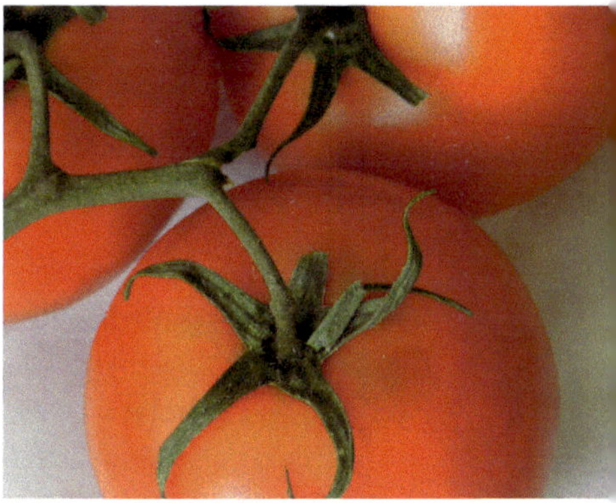

- **1 kg Tomaten, klein geschnitten**
- **500 ml klare Hühnerbrühe**
- **frischer Rosmarin**
- **2 EL Butter**
- **2 EL Stärke**
- **2 EL Knoblauchöl**
- **1 gestrichener TL Salz**
- **1–2 TL Zucker**
- **Salz, Pfeffer**
- **100 g geriebenen Parmesan**

1 Die Tomaten in kleine Würfel schneiden. Alternativ können Sie auch gewürfelte Tomaten aus der Dose verwenden (2 große Dosen).

2 Die klein geschnittenen Tomaten mit der Hühnerbrühe und 2 Zweigen Rosmarin ½ Stunde kochen.

3 Den Rosmarin entfernen und die gekochten Tomaten mit der Hühnerbrühe einmal durch die flotte Lotte oder ein Küchensieb passieren.

4 In einem Kochtopf nun die Butter schmelzen und die Stärke sehr gut einrühren, sodass keine Klümpchen bleiben.

5 Die passierten Tomaten mit der Hühnerbrühe nun nach und nach mit dem Schneebesen in die Butter einrühren, zum Schluss mit Knoblauchöl, Salz, Zucker und Pfeffer abschmecken.

6 Die Suppe in Suppenteller geben, pro Teller einen EL Parmesan darüberstreuen und 1–2 Minuten schmelzen lassen.

Pro Portion 333 kcal · 8 g Eiweiß · 23 g Fett · 21 g Kohlenhydrate

Leicht verdaulicher Genuss …

Feldsalat mit Hühnerbrust

Für 3 Pers. | ◷ 20 Min.

- **6 EL Olivenöl**
- **6 EL Balsamicoessig (oder alternativ Apfelessig)**
- **1 TL Senf**
- **1 TL Sojasauce**
- **Pfeffer, Salz**
- **1 Bund Schnittlauch**
- **500 g Hühnerbrust**
- **200 g Feldsalat**
- **frisch gemahlener Pfeffer**

1 Für die Vinaigrette Öl, Essig, Senf, Sojasauce, Salz, Pfeffer, 6 EL Wasser und den klein geschnittenen Schnittlauch verrühren. Nach Belieben etwas zusätzliches Wasser dazu geben, das macht die Vinaigrette flüssiger und milder.

2 Die Hühnerbrust in einer Pfanne von beiden Seiten scharf anbraten, mit Salz und Pfeffer würzen und so lange weiter braten, bis sie knusprig und durchgebraten ist.

3 Die Hühnerbrust nun in dünne Scheiben schneiden. Wenn Sie die Hühnerbrust sehr knusprig mögen, können Sie die Scheiben nun nochmal kurz anbraten.

4 Den Feldsalat waschen, auf den Tellern verteilen und die Vinaigrette sowie etwas frisch gemahlenen Pfeffer erst kurz vor dem Servieren darüber verteilen, damit der Feldsalat nicht zusammenfällt. Nun alles vermengen und die Hühnerbrustscheiben obenauf oder daneben legen.

Pro Portion 280 kcal · 40 g Eiweiß · 11 g Fett · 3 g Kohlenhydrate

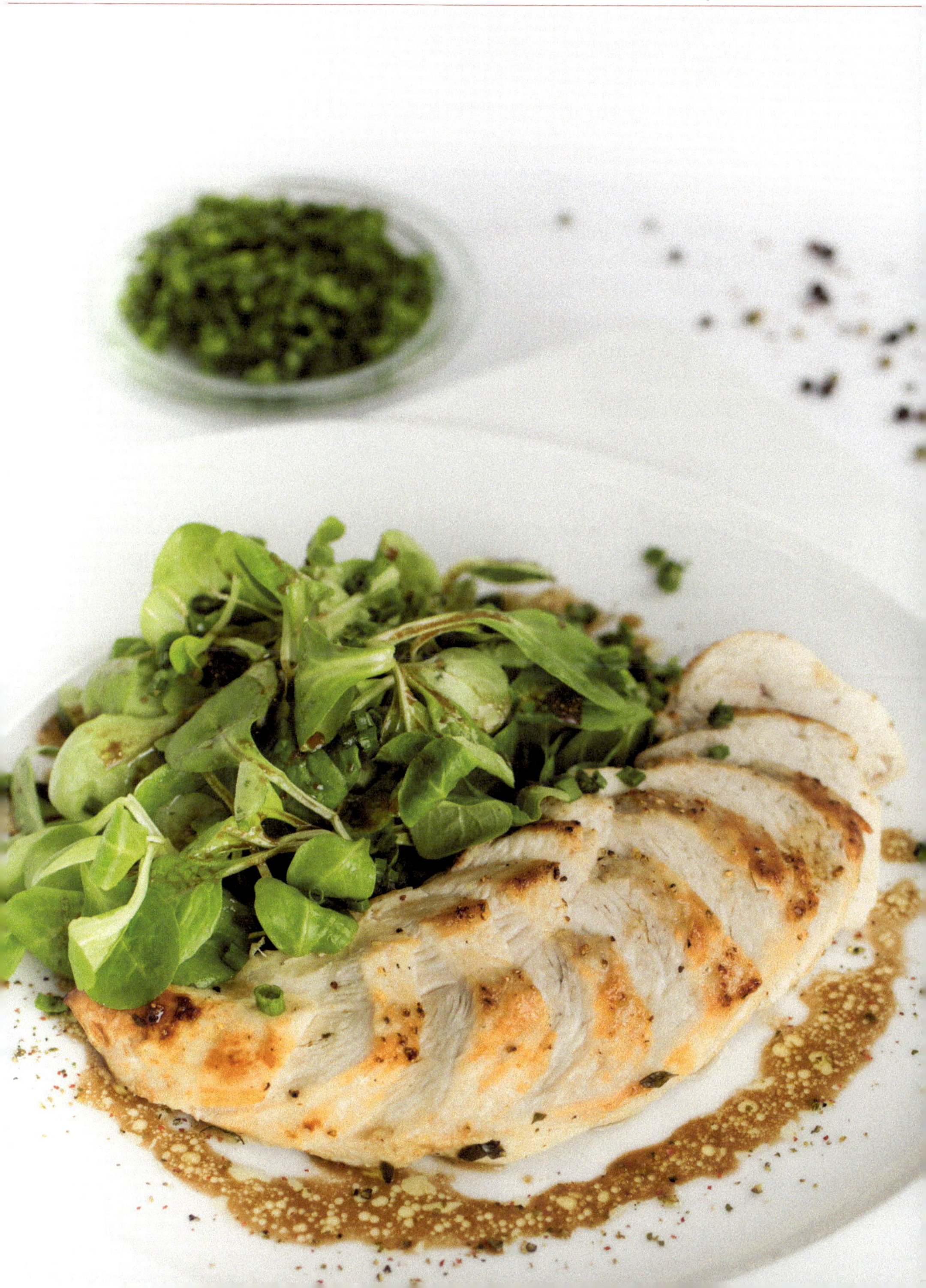

Mit feinen Aromen den Herbst genießen …

Kürbissuppe mit Zitronengras und Kokosmilch

Für 3 Pers. | 45 Min.

- **3 große Kartoffeln**
- **2 Karotten**
- **1 kleiner Kürbis (Hokkaido)**
- **2 Stängel Zitronengras**
- **¾ l klare Gemüsebrühe**
- **3 EL Butter**
- **½ l Kokosmilch**
- **Salz, Pfeffer**
- **Walnussöl**

1 Zuerst die Kartoffeln und die Karotten schälen und beim Kürbis die Kerne entfernen. Wenn Sie anstelle des Hokkaidokürbisses einen anderen Kürbis verwenden, dann sollte dieser vor dem Kleinschneiden geschält werden. Das Zitronengras vierteln. Den Kürbis, die Kartoffeln und die Karotten in kleine Stücke schneiden und zusammen mit dem Zitronengras ca. 30 Minuten in der Brühe weich kochen.

2 Das Zitronengras wieder entfernen und das Gemüse mit einem Pürierstab fein pürieren. Anschließend die Butter und die Kokosmilch hinzufügen, alles erhitzen, aber nicht mehr kochen.

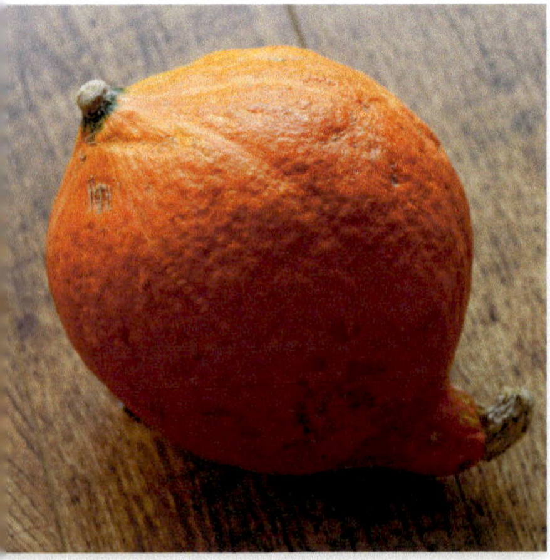

3 Zuletzt mit Salz und Pfeffer abschmecken und je nach gewünschter Sämigkeit mit etwas Gemüsebrühe verdünnen.

4 Die Suppe im Teller mit etwas Walnussöl verzieren.

Pro Portion 543 kcal · 10 g Eiweiß · 23 g Fett · 64 g Kohlenhydrate

Genuss mit wertvollen Fettsäuren

Lachstatar mit Frühlingszwiebeln

Für 2 Pers. | 20 Min. + 4–5 Stunden im Kühlschrank

300 g Lachs · 4 Frühlingszwiebeln (grüner Teil) · 1 Bund Koriander · ½ Chilischote (mild) · 2 EL Olivenöl · 1 EL Knoblauchöl · ½ TL Ingwerpulver · ¼ Avocado · Salz, Pfeffer · 1 Limette, Saft

1 Als Erstes den Lachs in kleine Würfel schneiden, maximal 5 x 5 mm groß, besser noch kleiner. Wenn Sie den Lachs ½ Stunde vor dem Schneiden in den Gefrierschrank legen, gelingt das Schneiden besser.

2 Dann das Grün der Frühlingszwiebeln, den Koriander und die Chilischote klein hacken. Etwas Koriander zum Verzieren beiseitelegen.

3 Den Lachs, die Frühlingszwiebeln, die Chilischote, die Öle, den Ingwer und den Koriander mit einer Gabel gut vermengen. Abschließend das Tatar mit Salz und Pfeffer würzen.

4 Zum Ziehen 4–5 Stunden in den Kühlschrank stellen. Das Tatar auf zwei Teller verteilen.

5 Die Avocado mit Salz und Pfeffer würzen und jeweils die Hälfte auf die Teller neben das Tatar geben. Zum Verzieren ein wenig Koriandergrün auf das Tatar geben. Kurz vor dem Servieren etwas Limettensaft darübergeben.

Pro Portion 564 kcal · 31 g Eiweiß · 47 g Fett · 4 g Kohlenhydrate

Lachstatar lässt sich sehr gut variieren. Je nachdem, welche Zutaten und Gewürze Sie gerade haben, können Sie ein bisschen experimentieren. Sehr lecker schmeckt es auch mit Fenchel anstelle der Frühlingszwiebeln. Eine andere Variante ist anstelle von Lachs Thunfischfilet zu verwenden.

Hauptspeisen

Bei den Hauptspeisen haben Sie nahezu freie Hand. In den ersten 6–8 Wochen der Phase 1 Ihrer Diät bietet es sich an, die Hauptspeisen sehr einfach und mit wenigen Zutaten zu gestalten. Mit Fleisch, Fisch oder Geflügel liegen Sie schon einmal richtig. Auf Fertigsaucen verzichten und nur mit Salz, Pfeffer und anderen Gewürzen zubereiten.

Als Beilage haben Sie reichlich Auswahl aus der Tabelle mit den FODMAP-armen Gemüsen. Wenn Sie am Anfang nur eine Beilage wählen, dann gestaltet es sich einfach. Wenn Sie es ein bisschen aufwendiger und aufregender wollen, dann finden Sie im Folgenden ein paar Rezeptvorschläge für Hauptgerichte.

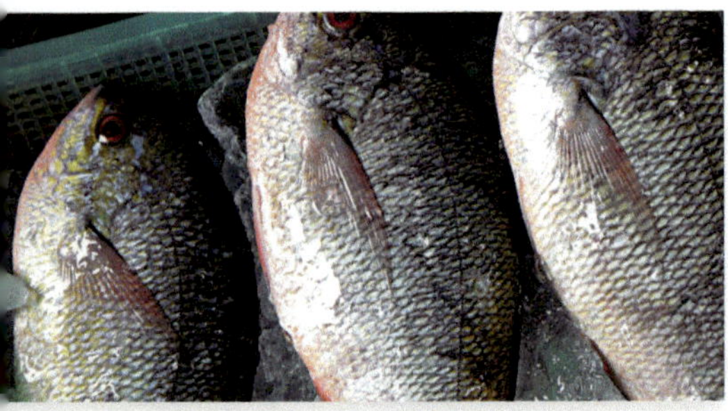

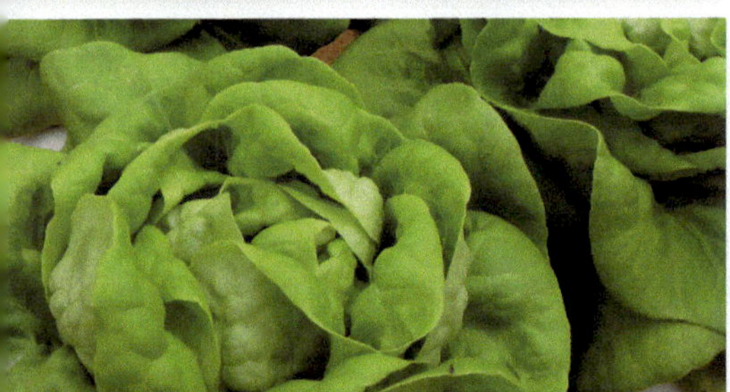

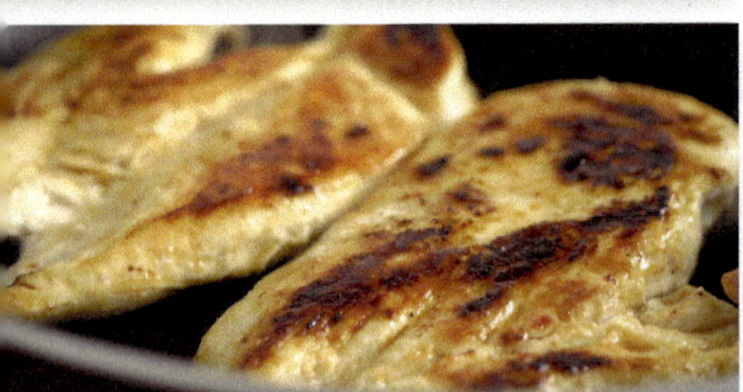

In der Phase 2 führen Sie – wie weiter vorne im Ratgeber erklärt – langsam einzelne Lebensmittel wieder in Ihre Ernährung ein, bis zu Ihrer persönlichen Toleranzschwelle.

Das bedeutet, dass Sie in der Phase 2 der FODMAP-Diät schrittweise FODMAP-reiche Lebensmittel in Ihre Ernährung einbauen und lernen, wie viel Sie vertragen und ab welcher Menge es bei Ihnen wieder zu Verdauungsbeschwerden kommt.

Diese Toleranzschwelle ist sehr individuell und für jeden ein bisschen anders. Wenn Sie sich aber genau an die Einteilung der Lebensmittel in FODMAP-arm und FODMAP-reich halten, dann sind Sie auf der sicheren Seite.

Nicht nur ein Gaumenschmaus ...

Lachs mit buntem Reis

Für 2 Pers. | 25 Min.

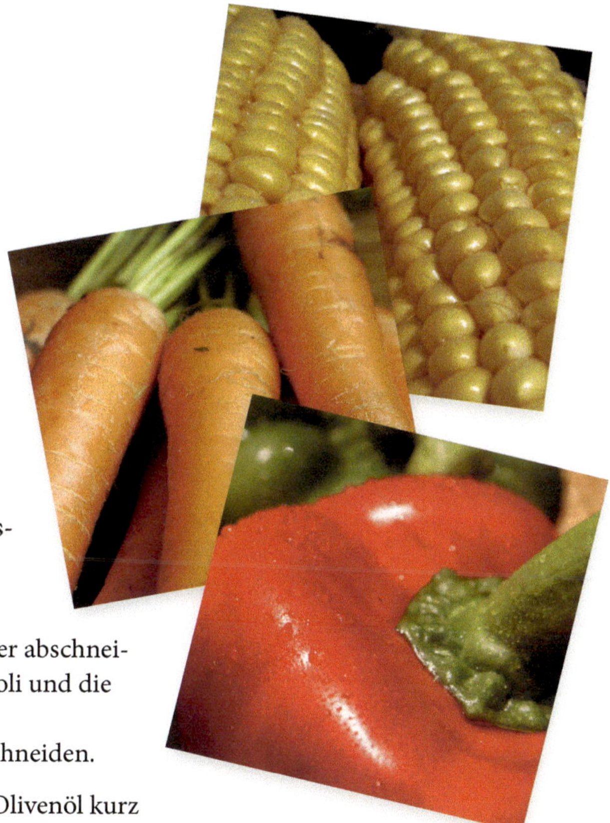

- 150 g Reis
- 1/2 Maiskolben
- 1 Karotte
- 1 Stiel Brokkoli
- 1 rote Paprikaschote
- 2 EL Olivenöl
- 2 Lachsfilets
- Salz, Pfeffer
- 1 TL Thymian

1 Den Reis nach Packungsangaben kochen.

2 In der Zwischenzeit mit einem Messer die Maiskörner abschneiden, die Karotte, den Brokkoli und die Paprika in ca. 1 x 1 cm große Würfel schneiden.

3 Das Gemüse mit etwas Olivenöl kurz anbraten und maximal 5 Minuten dünsten, sodass das Gemüse bissfest bleibt.

4 Während das Gemüse dünstet, den Lachs mit Salz, Pfeffer und Thymian würzen und in einer Pfanne bei niedriger Temperatur von beiden Seiten anbraten.

5 Zuletzt den gekochten Reis zum Gemüse geben und alles gut vermischen.

Pro Portion 915 kcal · 52 g Eiweiß · 45 g Fett · 72 g Kohlenhydrate

Soulfood für die ganze Familie …

Kartoffel-Zucchini-Gratin

Für 4 Pers. | 🕘 25 Min. + 30 Min. Backzeit

10 große Kartoffeln · 3 große Fleischtomaten · 2 Zucchini · 3 Eier · 150 ml laktosefreie Milch · 2 EL Öl · frischer Rosmarin · Salz, Pfeffer · Muskatnuss · 200 g geriebener Hartkäse (Parmesan oder Pecorino)

1 Die geschälten Kartoffeln 10–15 Minuten vorkochen und abkühlen lassen.

2 Die Tomaten, die Zucchini und die Kartoffeln in dünne Scheiben schneiden. Eine abdeckbare Auflaufform einfetten und Tomaten, Zucchini und Kartoffeln abwechselnd in Schichten in die Form geben.

3 Die Eier mit Milch, dem Öl, gehacktem Rosmarin, Salz und Pfeffer gut vermischen und über das Gemüse gießen. Nun etwas Muskat darüberreiben und zuletzt den Käse darüberstreuen.

4 Das Ganze zugedeckt im vorgeheizten Ofen auf der mittleren Schiene 25–30 Minuten backen.

5 Wenn Ihre Auflaufform sehr voll geworden ist, dann die Backzeit etwas verlängern. Wer eine sehr knusprige Käsekruste mag, der bäckt die letzten 1–2 Minuten ohne Deckel bei Oberhitze auf der obersten Schiene.

Pro Portion 798 kcal · 35 g Eiweiß · 28 g Fett · 92 g Kohlenhydrate

Das Kartoffel-Zucchini-Gratin eignet sich hervorragend als Hauptgericht, aber auch als Beilage zu einem herzhaften Rinderfilet oder zu gegrilltem Fisch. Dieses Rezept profitiert sehr, wenn Sie großzügig frische Gartenkräuter dazugeben. Thymian oder Rosmarin sind zwei Gewürze, die Sie ausprobieren sollten. Am besten kurz vor dem Servieren frisch darübergeben.

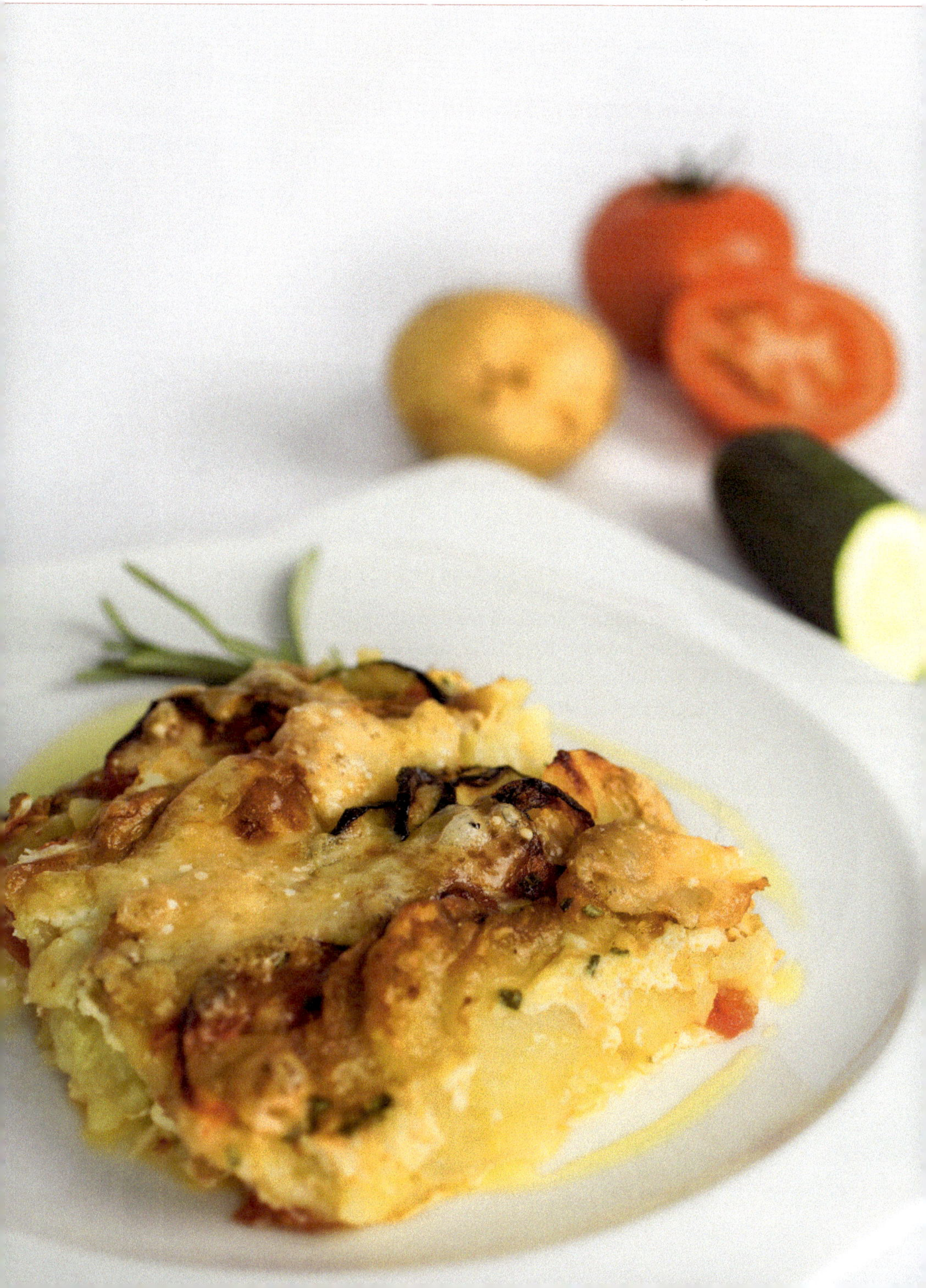

Grillspieße in exotischer Marinade …

Scharfe Hähnchenspieße mit Ananas

Für 2 Pers. | ⌚ 30 Min. + 60 Min. Ruhezeit

- **2 Hühnerbrüste**
- **2 EL laktosefreier Joghurt**
- **2 EL Senf**
- **1 Bund frischer Koriander oder Petersilie**
- **je ½ TL Koriandersamen, Kreuzkümmel, Chili (scharf)**
- **Salz, Pfeffer**
- **4 EL Knoblauchöl**
- **1 Ananas**
- **2 Paprikaschoten (verschiedene Farben)**
- **6 Cocktailtomaten**

1 Die Hühnerbrüste in 3 x 2 cm große Stücke schneiden.

2 In einer kleinen Schüssel aus dem laktosefreien Joghurt, dem Senf, dem klein gehackten Koriander, den Gewürzen und dem Öl eine Marinade herstellen. Der Joghurt muss nicht unbedingt laktosefrei sein, da nur ganz wenig verwendet wird.

3 Die Marinade und die Fleischstücke in einen Gefrierbeutel geben, gut durchkneten und dann eine Stunde ziehen lassen. Sie können die Hühnerbrüste auch in einer Schüssel ziehen lassen, im Gefrierbeutel ist das Marinieren aber intensiver.

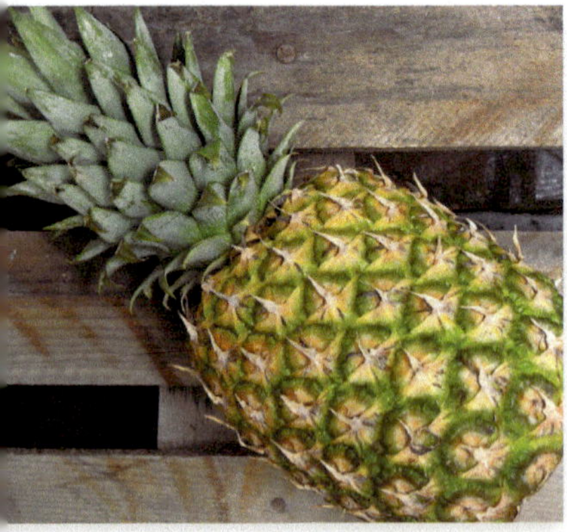

4 In der Zwischenzeit die Ananas und die Paprika in 2–3 cm große Stücke schneiden.

5 Die Spieße abwechselnd mit Paprika, Ananas, Tomate und Huhn bestücken, eine Minute scharf angrillen und dann bei mittlerer Temperatur 10 Minuten fertig grillen. Wahlweise können die Spieße auch in der Pfanne gebraten werden.

Pro Portion 468 kcal · 34 g Eiweiß · 18 g Fett · 36 g Kohlenhydrate

Italienische Pasta – einfach gut

Spaghetti Carbonara

Für 4 Pers. | ◷ 30 Min.

500 g Spaghetti (z. B. aus Buchweizen oder Quinoa) · 200 g Speck, gewürfelt · 2 Eier · Salz, Pfeffer · 1 Becher laktosefreie Sahne · 100 g geriebenen Parmesan · 2 EL Olivenöl · frischer Thymian

1 Die Spaghetti entsprechend den Packungshinweisen kochen.

2 In der Zwischenzeit in einer kleine Pfanne den gewürfelten Speck in Olivenöl anbraten, bis er wie gewünscht noch etwas glasig oder sehr knusprig ist.

3 In einer Schüssel die Eier mit Salz, Pfeffer, Sahne und Parmesan mit einem Schneebesen verquirlen. Sie können anstelle der Sahne auch 2 zusätzliche Eier verwenden, falls Sie gerade keine Sahne im Kühlschrank haben.

4 Die Nudeln nach dem Abgießen wieder zurück in den Kochtopf geben, die Speckwürfel und die Eimischung dazugeben. Mit einem Holzlöffel alles kräftig umrühren und dann mit einem Deckel zudecken.

5 Eigentlich sollte die Resthitze der Nudeln ausreichen, um die Eimischung zu garen. Wenn nicht, einfach noch einmal ein bis zwei Minuten bei niedriger Temperatur erhitzen.

6 Wer mag, kann noch ein bisschen frischen Thymian unterrühren.

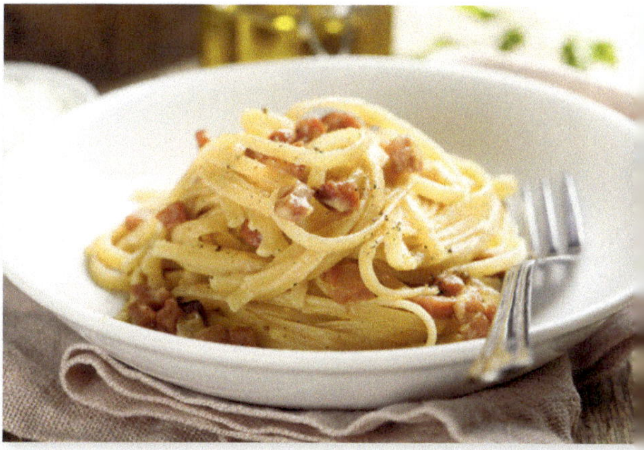

Pro Portion 1064 kcal · 24 g Eiweiß · 63 g Fett · 101 g Kohlenhydrate

Buntes Gemüse auf provenzalische Art ...

Ratatouille

Für 3 Pers. | ⌚ 50–60 Min.

2 Auberginen · 3 Zucchini · 2 Paprika (1 rot, 1 grün) · 5 Tomaten · 8 EL Olivenöl · 2 große Zwiebeln (nur zum Anbraten) · frischer Thymian · frischer Rosmarin · 1 Lorbeerblatt · 2 EL Knoblauchöl · Salz, Pfeffer

1 Als Erstes Auberginen, Zucchini, Paprika und Tomaten in kleine, mundgerechte Stücke schneiden. Die Zwiebeln in dünne Scheiben schneiden.

2 In einem großen Topf das Olivenöl erhitzen und die Zwiebelringe dazugeben. Bei kleiner Hitze die Zwiebeln 5 Minuten anbraten, dann die Zwiebeln mit einer Gabel entfernen. Die Auberginenwürfel dazugeben, kurz scharf anbraten und 5 Minuten bei kleinerer Hitze schmoren lassen.

3 Dann die Paprikawürfel und die Zucchiniwürfel dazugeben und bei geschlossenem Deckel ca. 15 Minuten schmoren lassen.

4 Zuletzt die in Würfel geschnittenen Tomaten, die klein gehackten Kräuter, das Lorbeerblatt und 3–4 EL Wasser dazugeben und das Ratatouille 20–30 Minuten schmoren lassen. Anschließend mit Knoblauchöl, Salz und Pfeffer abschmecken.

Pro Portion 555 kcal · 8 g Eiweiß · 50 g Fett · 14 g Kohlenhydrate

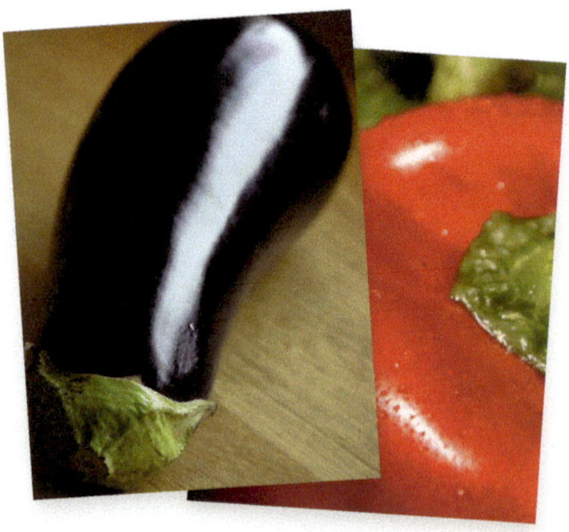

Übrigens schmeckt Ratatouille nicht nur warm, sondern ist auch kalt ausgesprochen lecker. Die Reste können Sie am nächsten Tag im Backofen mit Hartkäse oder Mozzarella überbacken.

Kulinarische Freuden des Orients …

Paprika aus dem Morgenland

Für 3 Pers. | ⌚ 40 Min. + 40–50 Min. Backzeit

150 g Reis · 4 große Spitzpaprika · 150 g Hackfleisch · 200 g Schafskäse (Feta) · 1 EL Pinienkerne · 1 Bund Koriander · ½ Zitrone, Saft · 4 EL Olivenöl · 1 Ei · Salz, Pfeffer

1 Als Erstes den Reis entsprechend den Packungsangaben kochen und abkühlen lassen.

2 Die Spitzpaprika der Länge nach halbieren und entkernen. Eine Auflaufform mit etwas Öl einfetten und die Paprikahälften nebeneinander hineinlegen.

3 Das Hackfleisch würzen und in einer Pfanne mit Öl anbraten, dann abkühlen lassen. Den Schafskäse in kleine Würfel schneiden, mit dem etwas erkalteten Hackfleisch, dem Reis, den klein gehackten Pinienkernen, dem klein gehackten Koriander, dem Saft einer halben Zitrone, dem Olivenöl und dem Ei vermischen. Ein paar Korianderblätter zum Verzieren beiseitelegen. Zuletzt mit etwas Salz und Pfeffer abschmecken und die Masse in die Paprikahälften füllen.

4 Die Backzeit beträgt im auf 160 Grad vorgeheizten Backofen 40–50 Minuten, im nicht vorgeheizten Backofen etwas länger.

5 Ein paar Korianderblätter kurz vor dem Servieren auf die Paprikaschoten geben.

Pro Portion 770 kcal · 30 g Eiweiß · 51 g Fett · 46 g Kohlenhydrate

Sehr lecker schmeckt dazu eine Mischung aus frischer, klein gehackter Minze und Dill mit laktosefreiem Joghurt. Vor dem Servieren wie ein Häubchen auf die gefüllten Schoten geben.

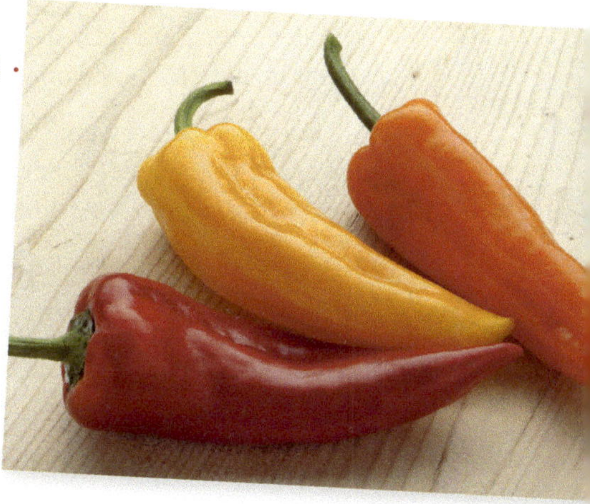

Herzhafter Auflauf aus Hackfleisch und Kartoffeln ...

Swiss Shepherd's Pie

Für 4 Pers. | ◷ 45 Min. + 45–50 Min. Backzeit

6 große Kartoffeln · 40 g Butter · 120 ml laktosefreie Milch · Salz, Pfeffer · 300 g Hackfleisch (Rind) · 300 g Hackfleisch (Lamm) · 4 EL Olivenöl · 3 Karotten · 1 Stange Sellerie · 1 Tomate · 1 Zweig Rosmarin · 1 Zweig Thymian · 1 TL Worcestersauce (alternativ Sojasauce) · 100 g geriebener Emmentaler · Pfeffer

1 Zunächst die geschälten Kartoffeln kochen, stampfen und unter Zugabe von Butter, Milch sowie ein bisschen Salz und Pfeffer einen Kartoffelbrei zubereiten.

2 In einer hohen Pfanne das Hackfleisch in Olivenöl anbraten, bis es krümelig durchgebraten ist.

3 Die Karotten, den Sellerie und die Tomate in kleine Scheiben oder Würfel schneiden.

4 Dann das Gemüse und die Gewürze nach und nach dem Hackfleisch unterrühren und das Ganze bei kleiner Hitze 30 Minuten lang köcheln. Bei Bedarf kleine Mengen an Wasser dazugeben.

5 Dann die Gewürzzweige wieder entfernen und mit Salz und Pfeffer abschmecken. Die Gemüse-Hackfleisch-Mischung in eine gefettete Auflaufform geben. Den Kartoffelbrei als zweite Schicht darüber verteilen, noch ein paar Tropfen Olivenöl obenauf geben und das Ganze im auf 180 Grad vorgeheizten Backofen 45 Minuten backen.

6 Kurz vor Schluss eine dünne Schicht geriebenen Emmentaler und frisch gemahlenen Pfeffer darübergeben und den Auflauf auf die oberste Schiene im Backofen stellen, bis der Käse knusprig ist.

7 Swiss Shepherd´s Pie kann als Hauptgericht oder als Beilage serviert werden.

Pro Portion 1037 kcal · 46 g Eiweiß · 59 g Fett · 75 g Kohlenhydrate

Vielseitig, glutenfrei und lecker – Maisgries

Polenta mit Tomaten-Weißkraut-Gemüse

Für 2 Pers. | ⌚ 40–45 Min.

125 g Maisgries · ½ TL Salz · 25 g geriebener Parmesan · 10 Cocktailtomaten · ¼ Kopf Weißkraut · ½ Stange Sellerie · 2 EL Olivenöl · 1 TL Sojasauce · 1 EL Balsamicoessig · 8 grüne Oliven · 50 ml laktosefreie Sahne · Salz, Pfeffer · frisches Basilikum oder Rosmarin

1 500 ml Wasser mit ½ TL Salz kochen, den Maisgries mit einem Schneebesen in das kochende Wasser einrühren. Die Polenta bei kleiner Hitze 15 Minuten köcheln lassen, dann vom Herd nehmen und mit einem Holzlöffel den Parmesan unterrühren. Das Ganze 10–15 Minuten stehen lassen und fertig ist die Polenta.

2 Die Tomaten halbieren, das Weißkraut in Streifen und den Sellerie in dünne Scheiben schneiden.

3 Das Olivenöl in einem Topf erhitzen, Weißkraut und Sellerie kurz scharf anbraten und dann 3 Minuten bei schwacher Hitze dünsten.

4 Als Nächstes 5 EL Wasser, Sojasauce, Balsamicoessig, Oliven und Tomaten dazugeben und alles für weitere 3 Minuten dünsten. Die Oliven können je nach Wunsch – ganz oder geviertelt – zugegeben werden.

5 Zuletzt die laktosefreie Sahne dazugeben und mit Salz und Pfeffer abschmecken. Für den Puristen kann die Sahne auch weggelassen werden, sie ist nicht unbedingt notwendig.

6 Die Polenta und das Gemüse auf einem Teller servieren. Zum Verfeinern und Verzieren eignen sich frische Basilikumblätter oder frische Rosmarinnadeln.

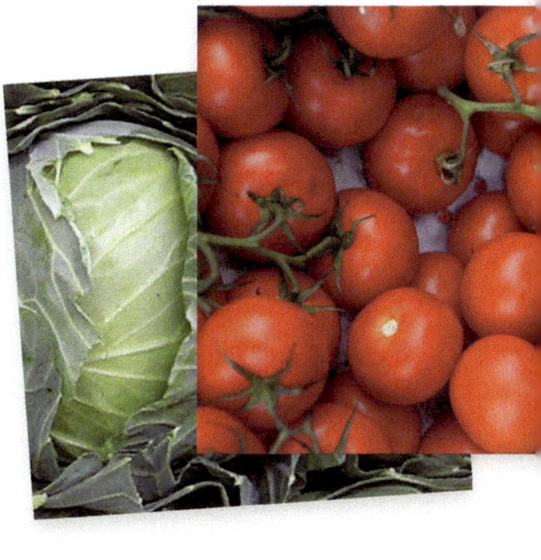

Pro Portion 610 kcal · 13 g Eiweiß · 34 g Fett · 58 g Kohlenhydrate

Gut Gewürztes „in die Pfanne hauen" …

Thunfischsteaks mit Reisnudeln und Mangold

Für 4 Pers. | ⌚ 30–40 Min.

- **250 g Reisnudeln**
- **1 Bund Mangold**
- **1 Karotte**
- **3 Frühlingszwiebeln (grüner Teil)**
- **4 Thunfischsteaks**
- **3 EL Knoblauchöl**
- **1 EL Limettensaft**
- **2 EL Weinessig**
- **1 EL Sojasauce**
- **1 EL Fischsauce**
- **1 EL brauner Zucker**
- **Salz, Pfeffer**

1 Die Reisnudeln entsprechend den Angaben auf der Verpackung kochen.

2 Den Mangold in mittelgroße Stücke schneiden, in einem Topf mit etwas Öl kurz bei hoher Temperatur anbraten und dann 5 Minuten bei niedriger Temperatur dünsten. Vor dem Servieren den Mangold noch mit etwas Salz und Pfeffer würzen.

3 Die Karotte und den grünen Teil der Frühlingszwiebeln in dünne Streifen schneiden.

4 Die Thunfischsteaks mit Salz und Pfeffer würzen und in Knoblauchöl von jeder Seite 3–4 Minuten anbraten. Die Karotten- und die Frühlingszwiebelstreifen mit in die Pfanne geben. Zum Servieren sollten die Thunfischsteaks in der Mitte noch minimal rot sein. Wenn die Steaks fertig sind, gleich aus der Pfanne nehmen.

5 Das Gemüse mit Limettensaft, Weinessig, Sojasauce und Fischsauce ablöschen. Zuletzt den braunen Zucker einrühren, mit Salz und Pfeffer abschmecken und die fertige Gemüsesauce über die Reisnudeln geben.

Pro Portion 883 kcal · 53 g Eiweiß · 46 g Fett · 62 g Kohlenhydrate

Einfach zubereitet und einfach gut ...

Spaghetti mit Tomaten und Mozzarella

Für 4 Pers. | 30 Min.

- **500 g Spaghetti (z. B. Buchweizen- oder Quinoaspaghetti)**
- **4 Tomaten**
- **200 g Mozzarella**
- **1 Bund Basilikum**
- **5 EL Olivenöl**
- **1 EL Knoblauchöl**
- **Salz**
- **frisch gemahlener Pfeffer**

1 Die Spaghetti entsprechend den Packungshinweisen kochen.

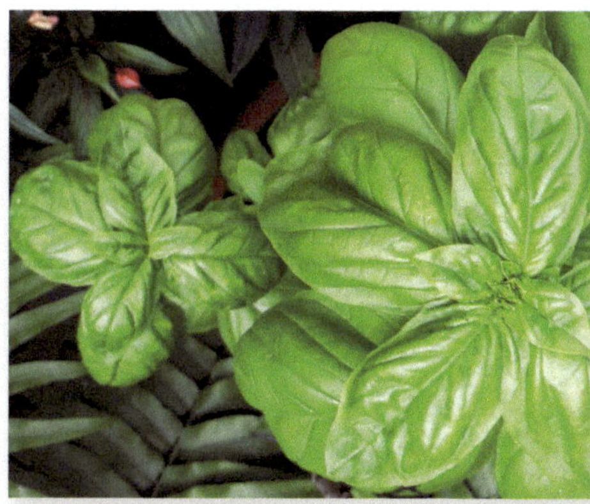

2 In der Zwischenzeit Tomaten und Mozzarella in kleine Würfel schneiden und die Basilikumblätter von den Stielen zupfen.

3 Die fertig gekochten Nudeln abgießen und zurück in den Kochtopf geben. Die Tomaten, den Mozzarella, die Basilikumblätter und die Öle dazugeben und alles vermischen.

4 Alles mit geschlossenem Deckel ca. 5 Minuten stehen lassen, bis der Mozzarella geschmolzen ist, und dann mit Salz und frisch gemahlenem Pfeffer abschmecken.

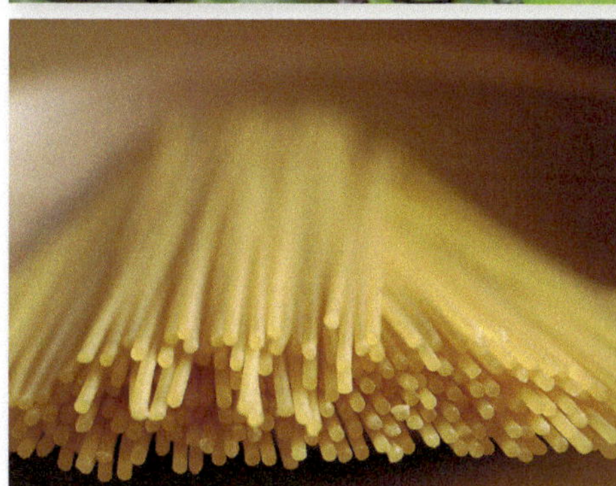

5 Das fertige Gericht mit ein paar Basilikumblättern verzieren.

Pro Portion 787 kcal · 16 g Eiweiß · 34 g Fett · 102 g Kohlenhydrate

Harmonie in Farbe und Geschmack …

Seelachs mit Polentaecken

Für 2 Pers. | ⌚ 50 Min.

125 g Maisgries · ½ TL Salz · Muskatnuss · 25 g geriebenen Parmesan · 2 Seelachsfilets · Salz, Pfeffer · 1 TL Stärke · 1 EL Speiseöl · 1 Zitrone, Saft

1 500 ml Wasser mit ½ TL Salz kochen, den Maisgries in das kochende Wasser geben und am Ende etwas frisch geriebenen Muskat mit einem Schneebesen unterrühren. Bei kleiner Hitze 15 Minuten köcheln lassen, vom Herd nehmen und das Ganze 15 Minuten abkühlen lassen.

2 Die Polenta auf einem mit Backpapier ausgelegten Backblech ausstreichen und weiter abkühlen lassen.

3 Wenn die Polenta Zimmertemperatur hat, Ecken bzw. Rauten von 5–8 cm Größe ausschneiden oder ausstechen, auf ein Backblech legen und den Parmesan darüberstreuen.

4 Die Polentaecken im Backofen auf der obersten Schiene 5–10 Minuten grillen, so lange, bis der Parmesan geschmolzen ist und ein wenig knusprig aussieht.

5 Den Seelachs mit Salz, Pfeffer würzen und von beiden Seiten in der Stärke wenden. Dann in einer Pfanne von jeder Seite 2–3 Minuten in Öl braten, herausnehmen, auf die Teller geben und ein wenig Zitronensaft darübergeben.

Pro Portion 525 kcal · 49 g Eiweiß · 14 g Fett · 49 g Kohlenhydrate

Zum Seelachs mit Polentaecken passt sehr gut eine Gemüsebeilage aus Zucchini oder aus gedünstetem rotem Paprika, gut gewürzt mit mittelscharfem Chilli.

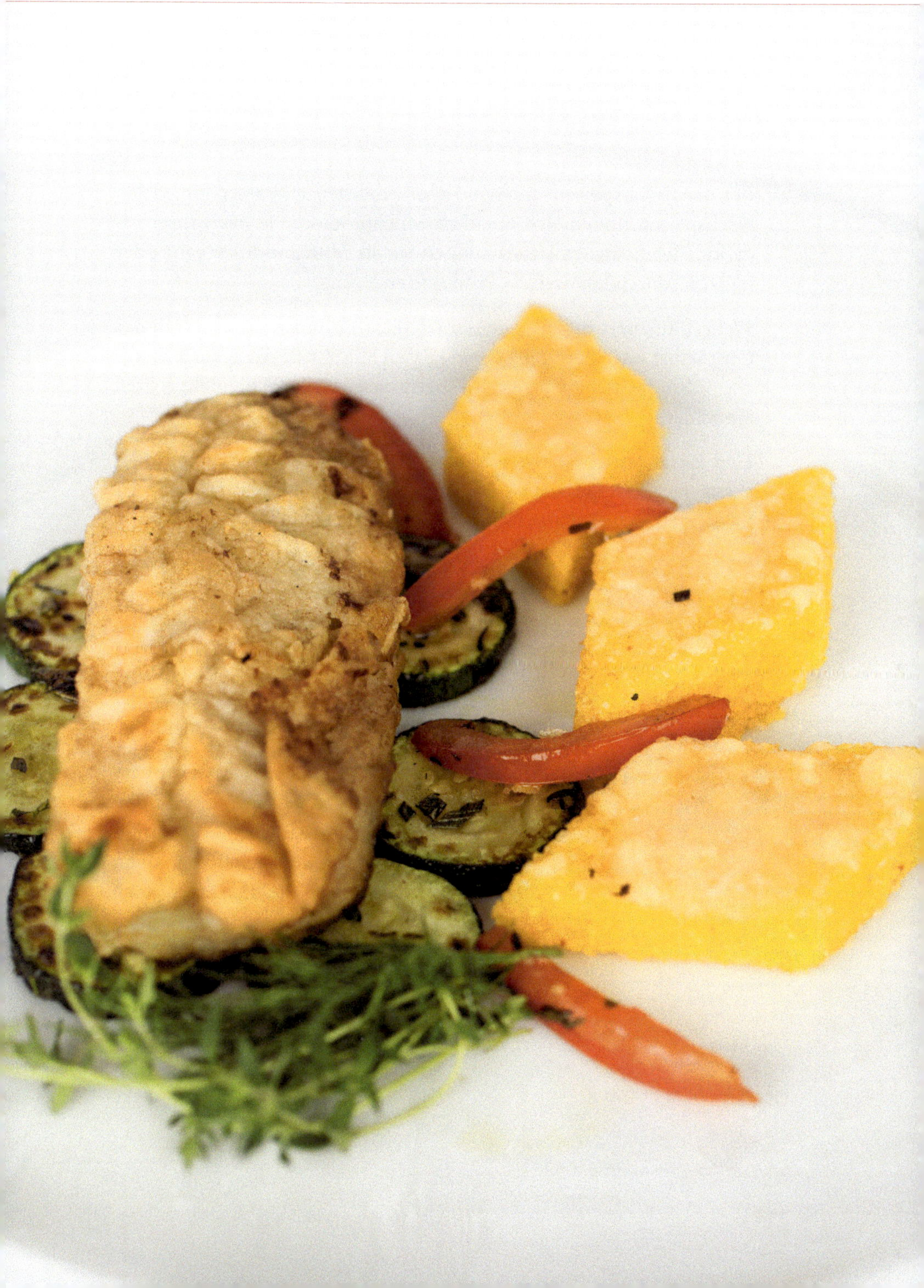

Nachspeisen

Bei den Nachspeisen müssen Sie am meisten aufpassen. In vielen Nachspeisen finden sich reichlich Milchprodukte. Je nach Ihrer individuellen Laktosetoleranz können Sie die Milchprodukte ganz oder teilweise durch laktosefreie Produkte ersetzen.

Weiterhin lauert in Nachspeisen reichlich Fruktose, sei es durch das Obst selbst oder durch die verwendeten Süßmittel. Auch auf künstliche Süßstoffe, bei denen es sich meistens um Polyole handelt, sollten Sie achten.

Und nicht vergessen, viele Nachspeisen enthalten erkennbare oder versteckte Getreide, sodass es gerade bei Nachspeisen wichtig ist, dass Sie sich über die Inhaltsstoffe Gedanken machen.

Wenn Sie die Nachspeise nicht selbst zubereitet haben, dann fragen Sie einfach nach, was alles drin ist. Über ein Rezept zu sprechen ist eine unkomplizierte und schöne Art ins Gespräch zu kommen.

Auf Fertigdesserts sollten Sie am besten verzichten, außer es gelingt Ihnen, alle Inhaltsstoffe vollständig zu erfassen und die Lebensmittel als FODMAP-arm einzustufen. Im Zweifelsfall lieber nicht anrühren.

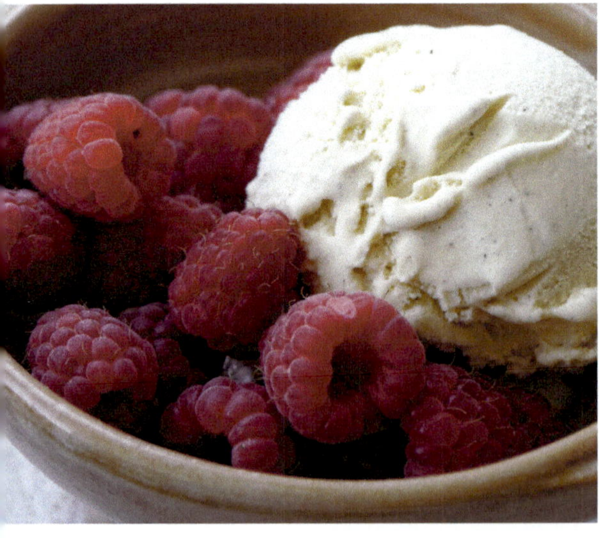

Wenn Sie ein bisschen auf die Zutaten achten und den FODMAP-Gehalt unter Kontrolle behalten, dann müssen Sie sich aber auch bei den Desserts nicht allzu sehr einschränken.

Ein erfrischender Vitaminstoß ...

Kiwi-Kaltschale

Für 2 Pers. | ⌚ 5–10 Min. + über Nacht im Kühlschrank

- **5 Kiwis**
- **5 EL Puderzucker**
- **1 Päckchen Vanillinzucker**
- **1 Limette, Saft**
- **3 EL Stärke**

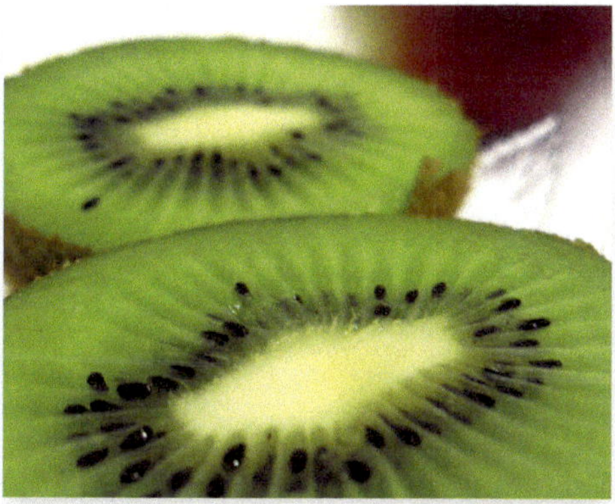

1 Die Kiwis schälen und bis auf ½ Kiwi in kleine Stücke schneiden. Die Kiwis in eine Rührschüssel geben, Puder-, Vanillinzucker und den Limettensaft dazugeben und alles mit dem Pürierstab pürieren.

2 Die Kiwimasse mit ½ l Wasser in einen Kochtopf geben und alles kurz aufkochen.

3 Die Stärke mit 4 EL lauwarmem Wasser in einer Tasse anrühren. Die kochende Kiwimasse von der Herdplatte nehmen, die Stärke rasch hineinrühren und nochmals unter Umrühren aufkochen.

4 Die Masse in eine Glasschüssel geben und über Nacht im Kühlschrank stehen lassen.

5 Vor dem Servieren aus der restlichen Kiwi dünne Scheiben zum Verzieren schneiden.

Pro Portion 325 kcal · 1 g Eiweiß · 1 g Fett · 73 g Kohlenhydrate

Das Kultdessert aus Italien liebt es fruchtig …

Kokos-Panna-Cotta mit Kiwi

Für 4 Pers. | ⌚ 30 Min. + über Nacht im Kühlschrank

5 Blatt Gelatine · 200 ml Kokosmilch · 300 ml laktosefreie Sahne · 50 g Zucker · 1 Vanilleschote oder 1 Päckchen Vanillinzucker · 1 Zitrone, unbehandelt · 2 Kiwis · 1 TL brauner Zucker · zum Verzieren Zimtstangen, Sternanis oder frische Minze

1 Die Gelatineblätter in lauwarmem Wasser einweichen.

2 Die Vanilleschote der Länge nach halbieren, das Mark ausschaben und die Schote und das Mark zusammen mit der Kokosmilch, der Sahne, dem Zucker und der fein abgeriebenen Zitronenschale in einem Topf aufkochen und bei niedriger Hitze ca. 5 Minuten köcheln. Anstelle der Vanilleschote kann auch Vanillinzucker verwendet werden.

3 Den Topf vom Herd nehmen, 1–2 Minuten abkühlen lassen und nun mit einem Schneebesen die weich gewordenen Gelatineblätter in der heißen Sahne auflösen.

4 Wer den Zitronenschalenabrieb nicht in der fertigen Panna Cotta haben möchte, kann die heiße Sahne vor dem Hinzufügen der ausgedrückten Gelatine durch ein Sieb gießen. Die Panna Cotta nun in 4–6 kleine Schälchen einfüllen, die Sie davor mit kaltem Wasser ausgespült haben oder mit etwas geschmacksneutralem Öl eingefettet haben. Über Nacht, mindestens aber 4 Stunden, an einen kalten Ort stellen.

5 Die Panna Cotta auf einen Teller stürzen und mit ein wenig braunem Zucker bestreuen. Kurz vor dem Servieren die Kiwis schälen, in dünne Scheiben schneiden und um die gestürzte Panna Cotta legen. Den Saft der Zitrone über die Kiwi geben.

Pro Portion 413 kcal · 4 g Eiweiß · 34 g Fett · 22 g Kohlenhydrate

> Die Panna Cotta löst sich leichter aus der Form, wenn Sie zunächst den Rand mit einem scharfen Messer lösen und dann die Form ganz kurz in warmes Wasser stellen.

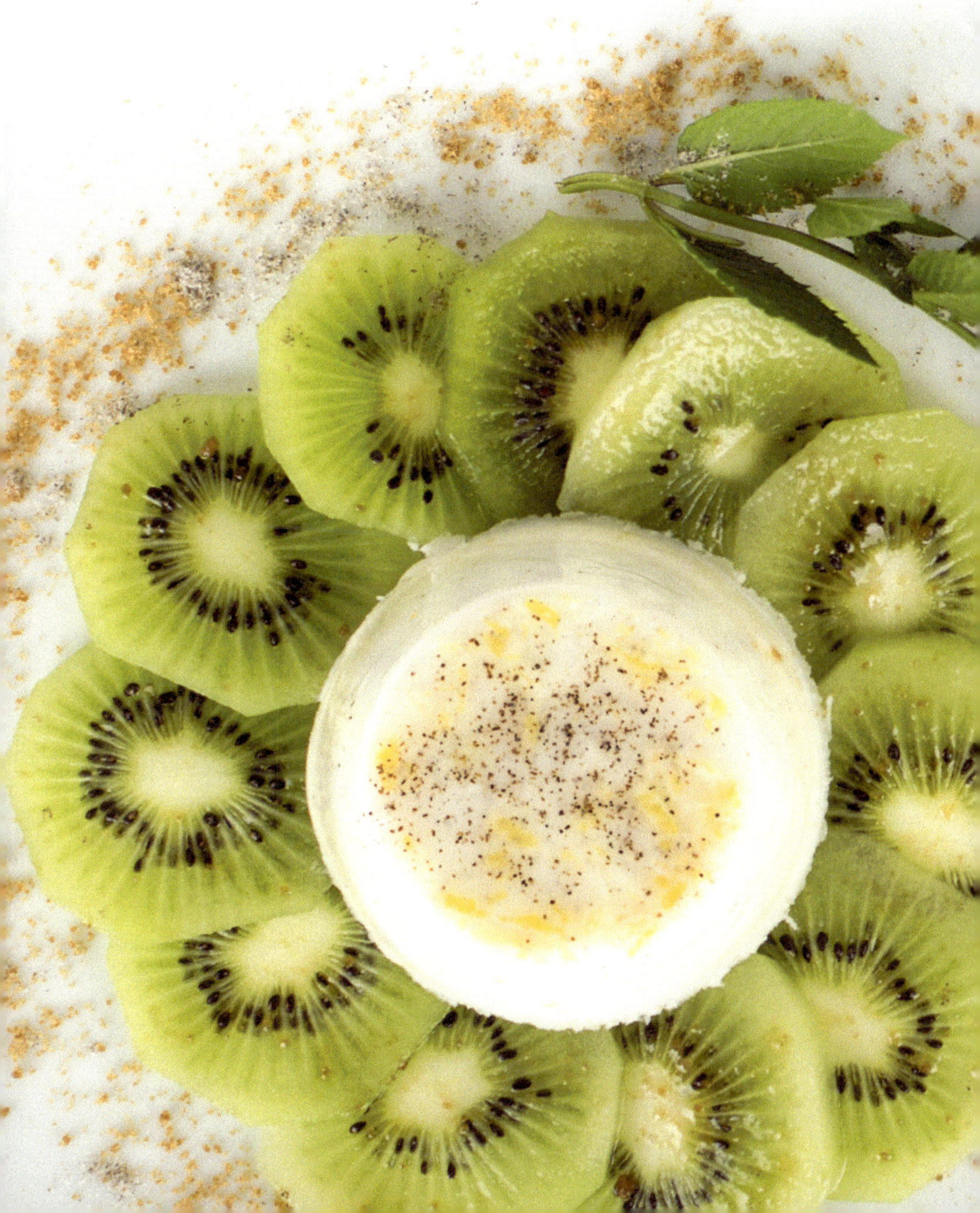

Vanille und Himbeere – das perfekte Paar …

Bayerisch Creme mit heißen Himbeeren

Für 4 Pers. | ⌚ 20 Min. + über Nacht im Kühlschrank

5 Blatt Gelatine · 300 ml laktosefreie Milch · 200 ml laktosefreie Sahne · 1 Vanilleschote · 4 Eigelb · 80 g Zucker

Für die heißen Himbeeren:
250 g gefrorene Himbeeren · 2 El Zucker

1 Die Gelatineblätter in lauwarmem Wasser einweichen.

2 Die Vanilleschote der Länge nach halbieren, das Mark ausschaben und die Schote und das Mark zusammen mit der Milch und der Sahne in einem Topf erwärmen. Alles 5 Minuten bei niedriger Temperatur unter ständigem Rühren heiß halten, aber nicht kochen.

3 In der Zwischenzeit das Eigelb mit dem Zucker in einem Rührbecher schaumig schlagen.

4 Die Vanilleschote entfernen und unter ständigem Rühren langsam das Eigelb-Zucker-Gemisch in die heiße Milch-Sahne-Mischung geben. Die Gelatineblätter ausdrücken und dazugeben und so lange weiter rühren, bis die Creme etwas eindickt.

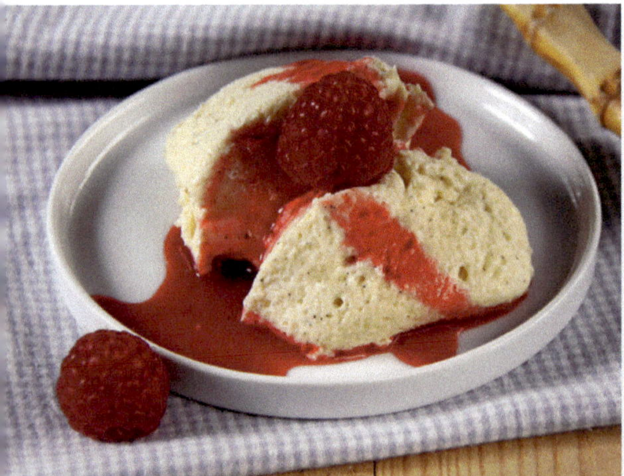

5 Dann die Creme in kleine Schälchen füllen und am besten über Nacht in den Kühlschrank stellen.

6 Die Himbeeren vor dem Servieren mit dem Zucker und 4–6 EL Wasser in einem kleinen Topf erhitzen und dann über die Bayerisch Creme geben.

Pro Portion 421 kcal · 10 g Eiweiß · 25 g Fett · 36 g Kohlenhydrate

Ein köstliches Dessert für die ganze Familie …

Ananas-Erdbeer-Grütze mit Vanillesauce

Für 4 Pers. | 25 Min. + über Nacht im Kühlschrank

- **5 Blatt Gelatine**
- **1 mittelgroße Dose Ananas (ca. 350 g Ananas und 200 ml Saft)**
- **200 ml Orangensaft**
- **4 EL Zucker**
- **2 Schälchen Erdbeeren (ca. 400 g)**

Für die Vanillesauce:

- **1 gehäufter EL Stärke**
- **2 EL Zucker**
- **3 Eigelb**
- **350 ml laktosefreie Milch**
- **1 Vanilleschote oder 1 Päckchen Vanillinzucker**

1 Die Gelatineblätter in lauwarmem Wasser einweichen.

2 In einem Topf den Ananassaft, den Orangensaft und den Zucker kurz aufkochen. Dann die klein geschnittenen Erdbeeren und die klein geschnittene Ananas dazugeben und 15 Minuten bei niedriger Temperatur köcheln, bis die Früchte weich sind.

3 Die Fruchtmischung ein wenig abkühlen lassen, dann die Gelatineblätter mit einem Schneebesen einrühren, bis sie sich aufgelöst haben. Die Grütze in eine große Glasschüssel geben und über Nacht kalt stellen.

4 Für die Vanillesauce die Stärke, den Zucker und die Eigelbe gut verrühren. In einem kleinen Topf die Milch mit dem Mark der Vanilleschote und der halbierten Schote zum Kochen bringen und 15 Minuten bei kleiner Hitze ziehen lassen. Falls Sie keine Vanilleschote zur Hand haben, können Sie Vanillinzucker verwenden.

5 Die Vanilleschote wieder entfernen. Nun die Eigelbmischung dazurühren und auf kleiner Hitze weiter rühren, bis die Sauce cremig wird. Nach Zugabe des Eigelbs nicht mehr aufkochen.

Pro Portion 375 kcal · 10 g Eiweiß · 9 g Fett · 59 g Kohlenhydrate

Fulminant schokoladig …

Zartbittere Mousse au Chocolat

Für 4 Pers. | ⌚ 25 Min. + 3–4 Stunden im Kühlschrank

200 g dunkle Zartbitterschokolade, Kakaoanteil mindestens 70 % · 50 g Butter · 200 ml laktosefreie Sahne · 3 Eier · 2 EL Zucker · 1 TL Kakao · 1 Päckchen Vanillinzucker · 1 EL Mandelsplitter · frische Minze · einige Erdbeeren zum Dekorieren

1 Die Schokolade in kleine Stücke brechen und zusammen mit der Butter in einem Wasserbad schmelzen. Wenn die Schokolade vollständig geschmolzen ist, die Sahne unterrühren.

2 In einer Rührschüssel das Eigelb mit dem Zucker, dem Vanillinzucker und dem Kakao cremig rühren und die geschmolzene Schokolade unterheben.

3 Das Eiweiß steif schlagen und unter die Mousse heben.

4 Die Mousse in kleine Schälchen geben und 3 bis 4 Stunden in den Kühlschrank stellen.

5 Kurz vor dem Servieren mit den Mandelsplittern bestreuen und mit einer aufgeschnittenen Erdbeere und einem Blatt Minze verzieren.

Pro Portion 648 kcal · 11 g Eiweiß · 51 g Fett · 32 g Kohlenhydrate

Schokolade

Der in der Schokolade enthaltene Kakao ist FODMAP-arm. Erst die Milchanteile und der eingesetzte Zucker in der Schokolade machen Schokolade FODMAP-reich. Daher ist dunkle Schokolade mit einem hohen Kakaoanteil besser verträglich als Milchschokolade. Wegen des hohen Fettanteils sollte Schokolade trotzdem nur in Maßen genossen werden.

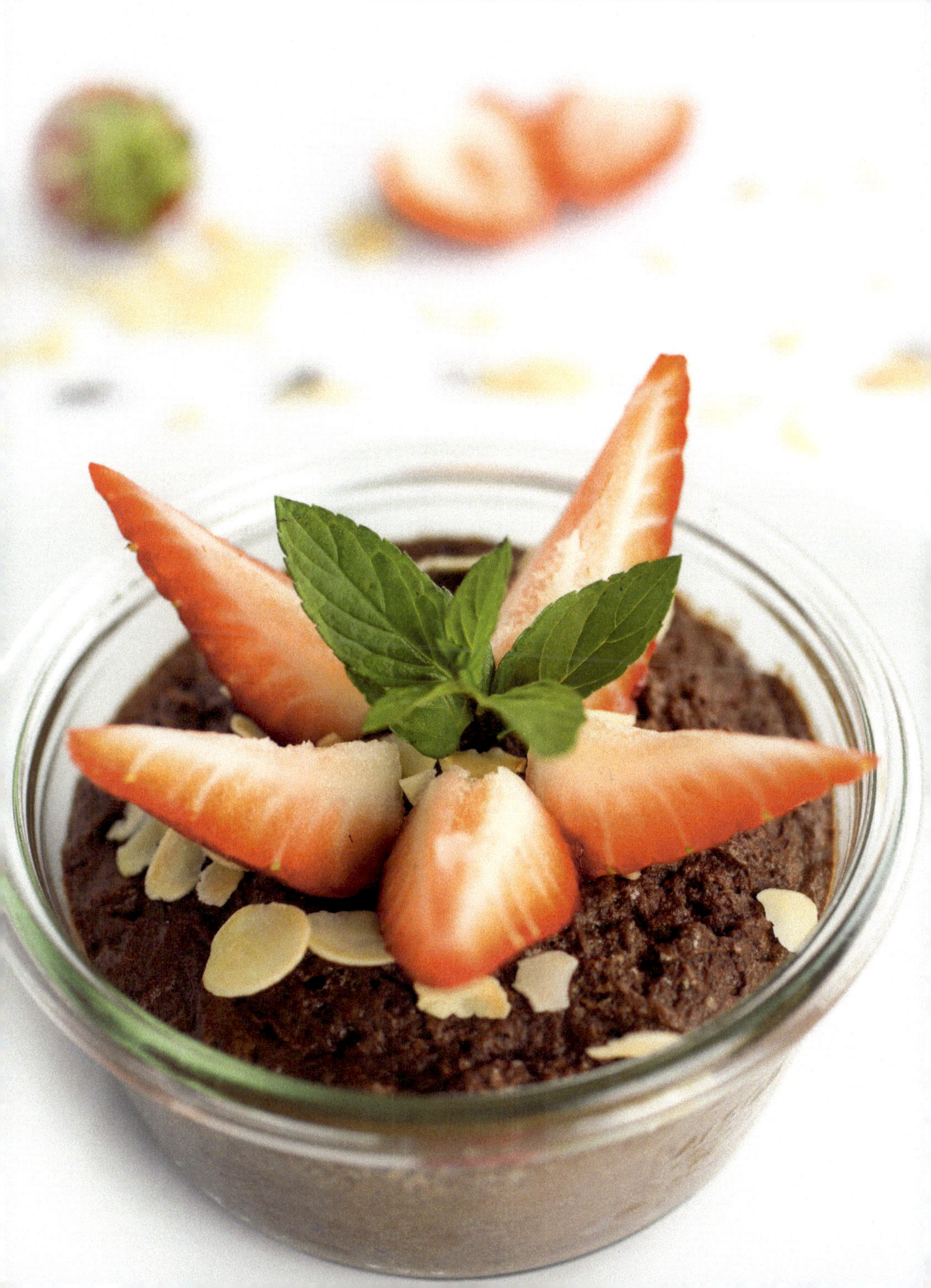

Bekömmlicher Nachtisch ohne Gluten …

Hirse-Bananen-Kiwi-Dessert

Für 4 Pers. | ⌚ 60 Min.

- **240 g Hirse**
- **2 Bananen**
- **3 TL Zucker**
- **¼ TL gemahlener Kardamom**
- **20 g Butter**
- **2 TL Zucker**
- **½ TL Zimt**
- **2 Kiwis**

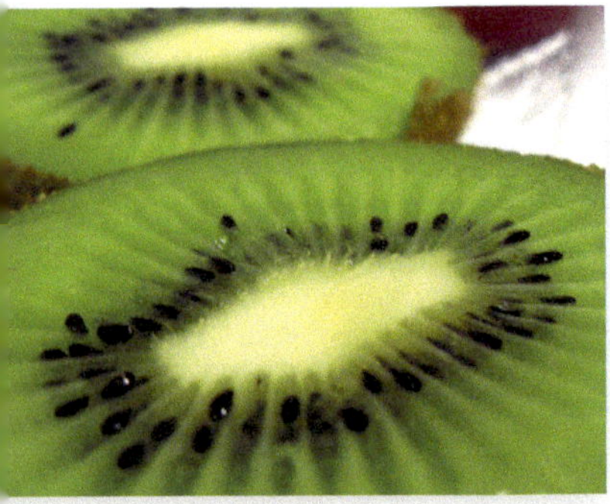

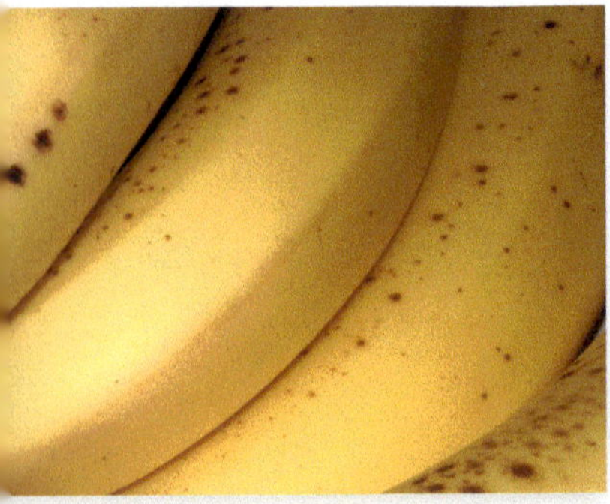

1 Die Hirse in 300–350 ml Wasser für 30 Minuten quellen lassen, dann langsam erhitzen, bis es köchelt. Die Hälfte des Wassers kann durch laktosefreie Milch ersetzt werden, dann schmeckt das Dessert etwas cremiger.

2 Eine Banane mit der Gabel zerdrücken und zusammen mit dem Zucker, dem Kardamom und der Butter zur Hirse zugeben. Alles zusammen 30 Minuten köcheln lassen und dann, je nach gewünschter Konsistenz, noch etwas länger erhitzen oder etwas Wasser dazugeben.

3 Während die Hirse köchelt, aus Zucker und Zimt eine Zimt-Zucker-Mischung machen.

4 Die zweite Banane in Scheiben und die Kiwis in kleine Stücke schneiden.

5 Die Banane und die Kiwis kurz vor dem Servieren in den Hirsebrei einrühren und die einzelnen Portionen, je nach Geschmack, mit dem Zimt-Zucker überstreuen.

Pro Portion 342 kcal · 7 g Eiweiß · 7 g Fett · 60 g Kohlenhydrate

Maisgrieß schmeckt auch süß hervorragend …

Polentakuchen mit frischen Erdbeeren

⌚ 30 Min. + 50 Min. Backzeit

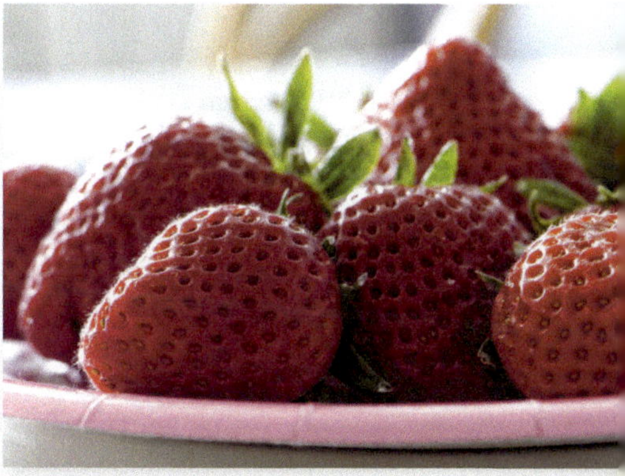

- **200 g Butter**
- **200 g Puderzucker**
- **100 g Maisgries**
- **½ Päckchen Backpulver**
- **200 g geriebene Haselnüsse**
- **3 Eier**
- **2 Limetten, unbehandelt**
- **250 g Erdbeeren**
- **5 EL Ahornsirup**

1 Die Butter und den Puderzucker mit einer Gabel oder mit dem Handrührgerät vermischen. Den Maisgries, das Backpulver und die Nüsse dazugeben, verrühren und anschließend die 3 Eier und das Abgeriebene der Limettenschale einrühren.

2 Die Erdbeeren waschen und vierteln und mit dem Saft der Limetten und dem Ahornsirup verrühren, dann die Erdbeeren in den Polentateig einrühren.

3 Eine Backform mit Backpapier auslegen und den Teig hineingeben.

4 Den Kuchen bei 180 Grad im vorgeheizten Ofen 40–50 Minuten backen. Mit einem dünnen Metallstab oder einem Zahnstocher testen, ob noch Teig kleben bleibt. Falls dies der Fall ist, noch weitere 5 Minuten backen und nochmals testen.

Pro Stück (1/8) 554 kcal · 7 g Eiweiß · 38 g Fett · 46 g Kohlenhydrate

Ein süßer Kuss aus Schaumgebäck …

Himbeer-Sahne-Baiser

Für 4 Pers. | ⌚ 10 Min. + 1 Std. bei Raumtemperatur stehen lassen

- **1 Päckchen Baiser (laktosefrei)**
- **500 g tiefgefrorene Himbeeren**
- **400 ml laktosefreie Sahne**
- **1 Päckchen Vanillinzucker**

1 Als Erstes die Baisers grob zerkrümeln und in eine Glasschüssel geben.

2 Dann die gefrorenen Himbeeren und den Vanillinzucker darüber verteilen, zuletzt die geschlagene Sahne obenauf geben. Etwa eine Stunde ruhen lassen, sodass die Himbeeren auftauen können.

Pro Portion 448 kcal · 6 g Eiweiß · 30 g Fett · 33 g Kohlenhydrate

Baisers/Meringen sind FODMAP-arm, aber leider mit ca. 400 kcal/100 g sehr kalorienreich. Dennoch eignen sich Baisers in der FODMAP-armen Diät sehr gut als Dessert oder Snack und sind vielseitig verwendbar.

Baisers selbst gemacht: Schlagen Sie 3 Eiweiße steif und geben Sie ein paar Tropfen Zitronensaft dazu. Dann 150 g Zucker vorsichtig unterheben und darauf achten, dass das Eiweiß nicht zusammenfällt. Ein Backblech mit Backpapier auslegen und das Eiweiß in 6–8 Portionen daraufgeben. Im vorgeheizten Ofen bei 110–120 Grad 60 Minuten backen, dann bei abgeschaltetem und geöffnetem Backofen noch eine Stunde darin stehen lassen. Die Baisers sollen vollständig austrocknen, aber nicht braun werden.

Abgesehen davon, dass Baisers ohnehin lecker schmecken: Versuchen Sie Ihre Baisers doch einmal mit ein bisschen Lemon Curd!

Cremig fruchtig ohne viel Kalorien ...

Kiwi-Orangen-Quarkdessert

Für 2 Pers. | ⌚ 10 Min.

- **2 Kiwis**
- **1 Orange**
- **1 Becher laktosefreier Joghurt (ca. 150 g)**
- **1 Becher laktosefreier Magerquark (ca. 150 g)**
- **1 Päckchen Vanillinzucker**
- **1 gestrichener EL Zucker**
- **½ Zitrone, Saft**

1 Die Kiwis und die Orange schälen und in kleine Stücke schneiden.

2 In einer Schüssel den Quark und den Joghurt gut verrühren, dann den Vanillinzucker, den Zucker und den Saft der halben Zitrone unterrühren. Zuletzt das Obst unterrühren, in kleine Schälchen füllen und gut gekühlt servieren.

Pro Portion 221 kcal · 16 g Eiweiß · 3 g Fett · 29 g Kohlenhydrate

Sehr lecker schmeckt der Quark auch, wenn noch 1 EL Rum hineingemischt wird. Vorsicht, für Kinder ist der Quark dann nicht geeignet.

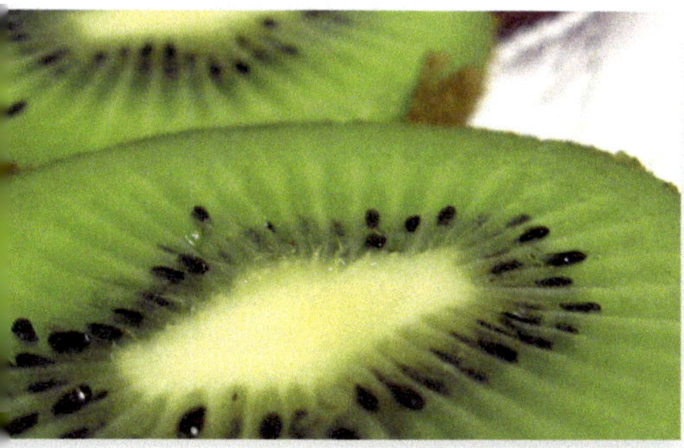

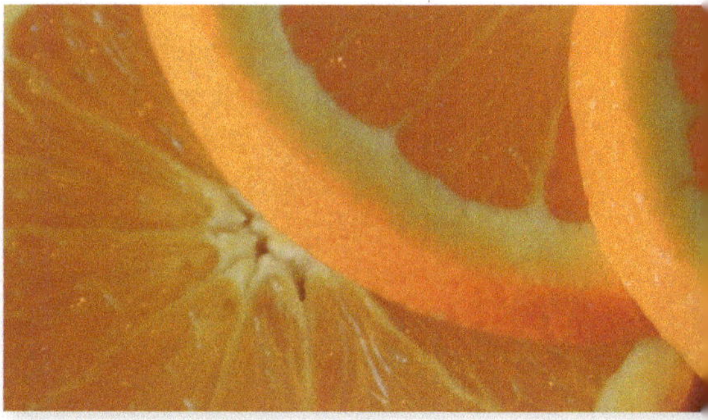

Kaffeeherb und süß – eine reizvolle Kombination …

Mokka-Haselnuss-Creme

Für 4 Pers. | ⌚ 20 Min. + 4 Stunden im Kühlschrank

- **450 ml Reismilch**
- **1 Prise Salz**
- **50 ml Kaffee (stark)**
- **1 EL geriebene Haselnüsse**
- **4 EL Zucker**
- **1 Päckchen Vanillinzucker**
- **60 g Stärke**

1 Die Reismilch mit einer Prise Salz, Kaffee, geriebenen Haselnüssen, Zucker und Vanillinzucker in einem Topf zum Kochen bringen.

2 Währenddessen die Stärke mit 4 EL der kalten Reismilch verrühren. Sobald die Reismilch kocht, den Topf vom Herd ziehen, die Stärke mit einem Schneebesen hineinrühren und dann die Reismilch nochmals 1–2 Minuten aufkochen, bis sie etwas cremig wird.

3 Die Creme in Servierschälchen füllen und mindestens 4 Stunden kalt stellen.

Pro Portion 205 kcal · 1 g Eiweiß · 4 g Fett · 42 g Kohlenhydrate

Milchersatz

Sojamilch, Reismilch, Mandelmilch, Hafermilch und andere Milchersatzprodukte haben mit Kuhmilch außer der Farbe wenig gemeinsam. Es handelt sich um Lebensmittel, die auf verschiedenste Arten hergestellt werden und je nach Hersteller sehr unterschiedlich ausfallen, sodass eine allgemeingültige Aussage zum FODMAP-Gehalt schwierig ist. Beim Blick auf die Inhaltsstoffe sollte man sich versichern, dass keine FODMAP-reichen Zutaten zugesetzt wurden. Sojamilch aus Sojabohnen ist ebenso wie Hafermilch FODMAP-reich (Oligosaccharide). Reismilch und Mandelmilch sind eher FODMAP-arm.

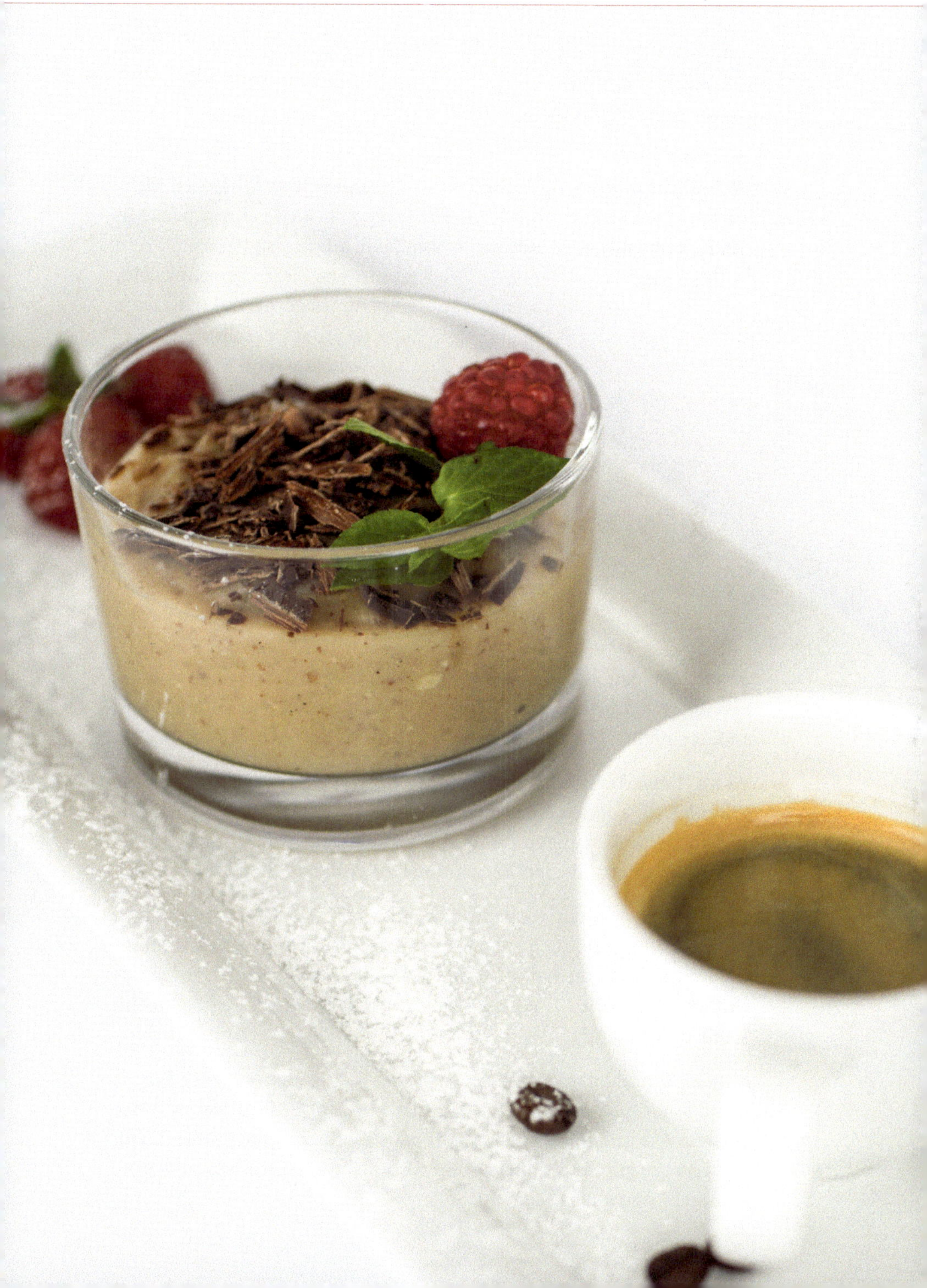

Brotrezepte

Brote selber backen, zumindest wenn dies mit FODMAP-armen Mehlen passieren soll, ist als Backen für Fortgeschrittene anzusehen. Mit den Ersatzmehlen wie Reismehl, Sojamehl, Stärke usw. lässt sich kein Weizenbrot, wie Sie es gewohnt sind, zaubern. Die Teige gehen schlechter auf, die Konsistenz der Brote ist gewöhnungsbedürftig und die Krusten sehen auch nicht immer so schön aus.

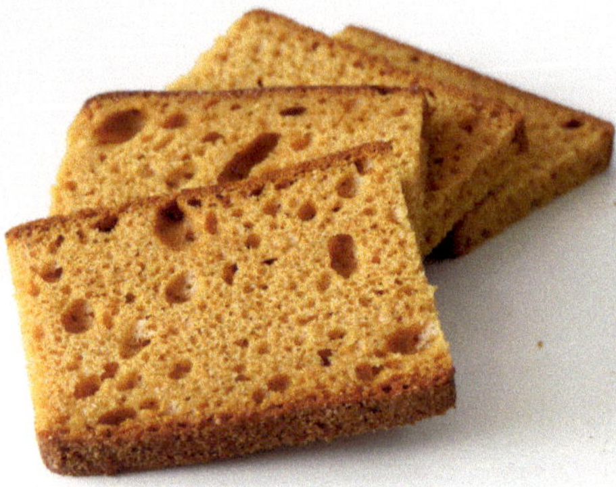

All diese Nachteile sollten Sie durch den Geschmack und die Freude an der eigenen Kreativität kompensieren. Lassen Sie sich von einem missglückten Brot nicht entmutigen. Wenn Sie die ersten eigenen Kreationen vornehmen, versuchen Sie am besten von den Rezepten nur in kleinen Schritten abzuweichen, damit Sie immer nachvollziehen können, welche von Ihnen durchgeführte Veränderung am Rezept zu welcher Veränderung an Geschmack, Form und Aussehen Ihres Brotes geführt hat.

Wenn Ihnen das Brotbacken nicht gelingen will oder es Ihnen zu umständlich ist, können Sie immer noch auf die erhältlichen weizenfreien Brotbackmischungen für den Backofen oder weizenfreien Brotbackmischungen für den Backautomaten zurückgreifen.

Da Sie sich ja nicht weizenfrei, sondern FODMAP-arm ernähren wollen, können Sie auch jederzeit die Rezepte Ihres Brotbackautomatens wählen und die halbe Menge des vorgeschlagenen Weizenmehls einfach durch eine Mischung aus 2 Teilen Reismehl, 1 Teil Sojamehl, 1 Teil Speisestärke und 1–2 TL Xanthan pro 500 g ersetzen.

Mit der Xanthanmenge regulieren Sie die Festigkeit des Brotes. Wer es gerne fester mag, nimmt 2 TL Xanthan pro 500 g Mehl, wer es lieber weniger fest und lockerer mag, nimmt 1 TL Xanthan pro 500 g Mehl. Das Gleiche gilt für die alternativen Brotklebestoffe wie Johannisbrotkernmehl und Guarkernmehl.

Alle selbstgebackenen Brote halten sich bei Zimmertemperatur drei Tage, danach trocknen insbesondere die Brote mit einem hohem Reismehlanteil sehr schnell aus.

Johannisbrotkernmehl

Johannisbrotkernmehl (E410) ist ein Verdickungs- und Bindemittel, das aus den Samen des Johannisbrotkernbaums gewonnen wird. Da Johannisbrotkernmehl für den Menschen nicht verdaulich ist, wird es in industriell hergestellten Lebensmitteln gerne verwendet. Johannisbrotkernmehl ersetzt das Klebereiweiß in glutenfreien Backwaren.

Guarkernmehl

Guarkernmehl (E412) ist ein Verdickungs- und Emulgiermittel, das aus der Guarbohne gewonnen wird. Ebenso wie Johannisbrotkernmehl ist Guarkernmehl für den Menschen nicht verdaulich. Verwendet wird Guarkernmehl in industriell hergestellten Lebensmitteln und in Kosmetikprodukten. Guarkernmehl ersetzt ebenfalls das Klebereiweiß in glutenfreien Backwaren, wobei die Klebefähigkeit niedriger als diejenige von Xanthan ist.

Xanthan

Xanthan (E415) ist ein Verdickungs- und Geliermittel, das von Bakterien hergestellt wird. Da Xanthan für den Menschen unverdaulich ist, wird es in vielen Lebensmitteln und kosmetischen Produkten verwendet. Die Verdickungsfähigkeit von Xanthan ist etwas stärker als diejenige von Guarkernmehl und Johannisbrotkernmehl.

Mehl-Trio mit Zeug zur Lieblingsmischung …

FODMAP-armes Brot

🕘 20 Min. Vorbereitung + 60 Min. Gehzeit + 60 Min. Backzeit

- **3 Eiweiß**
- **200 g Tapiokamehl**
- **300 g Weizenmehl**
- **250 g Reismehl**
- **1 TL Salz**
- **1 Päckchen Backpulver**
- **1 EL Xanthan**
- **250 ml Wasser**
- **1 Päckchen Trockenhefe**
- **2 gestrichene EL Zucker**
- **20 g Butter**

1 In einem Rührbecher das Eiweiß steif schlagen.

2 In einer großen Schüssel die Mehle mit Salz, Backpulver und Xanthan gleichmäßig vermengen.

3 Dann Wasser, Hefe und Zucker dazugeben und mit dem Handrührgerät gut verrühren.

4 Wenn alles gleichmäßig vermischt ist, die weiche Butter dazugeben und weiter rühren. Abschließend das steife Eiweiß bei niedriger Rührgeschwindigkeit unterheben.

5 Eine Brotbackform mit Backpapier auslegen und den Teig hinein geben. Den Teig dann an einem warmen Ort eine Stunde lang gehen lassen.

6 Wenn der Teig aufgegangen ist, das Brot bei 210 Grad im vorgeheizten Backofen ca. 60 Minuten backen. Kurz vor dem Ende der Backzeit das Brot mit einem dünnen Metallstab anstechen, um zu prüfen, ob es schon durchgebacken ist. Die Backzeit kann je nach gewünschter Krustenfarbe und Krustenstärke angepasst werden.

Glutenfrei, eiweißreich, gesund …

Buchweizenbrot

🕗 20 Min. Vorbereitung + 60 Min. Gehzeit + 60 Min. Backzeit

700 g Buchweizen-Vollkornmehl · 50 g Kartoffelstärke · 1 TL Salz · 1 TL Zucker · 1 Päckchen Backpulver · ½ Beutel Trockenhefe · 500 ml Wasser · 3 EL Pflanzenöl · 1 TL Sesam

1 Als Erstes alle trockenen Zutaten in eine große Rührschüssel geben und mit einem Löffel vermischen. Dann das Wasser und das Pflanzenöl dazugeben und mit einem Rührgerät so lange verrühren, bis ein zäher Teig entsteht.

2 Der Teig sollte sich vom Rand der Schüssel leicht lösen. Je nach Bedarf etwas mehr Wasser oder etwas mehr Mehl dazugeben. Den Teig nun 30–60 Minuten an einem warmen Ort stehen lassen.

3 Eine Brotbackform einfetten oder mit Backpapier auslegen und den fertigen Teig hineingeben. Das Brot wird dann im vorgeheizten Backofen bei 200 Grad 60 Minuten gebacken.

4 Die Oberfläche des Teigs kurz vor dem Ende der Backzeit mit etwas salzigem Wasser bestreichen und die Sesamsamen darüberstreuen.

5 Kurz vor dem Ende der Backzeit das Brot mit einem dünnen Metallstab anstechen, um zu prüfen, ob es schon durchgebacken ist. Die Backzeit kann je nach gewünschter Krustenfarbe und Krustenstärke angepasst werden.

Buchweizen

Anders als der Name denken lässt, gehört Buchweizen nicht zu den Getreiden. Buchweizen ist ein Knöterichgewächs und zählt, ebenso wie Quinoa und Amaranth, zu den sogenannten Pseudogetreiden. Buchweizen enthält kein Gluten und kann beim Backen Getreide ersetzen. Buchweizen schmeckt herb-nussig und enthält viel wertvolles Eiweiß. Klassisch wird er zum Beispiel in den russischen Blinis, einer Art Pfannkuchen, verarbeitet.

Das glutenarme Powerpaket …

Haferbrot

◷ 15 Min. Vorbereitung + 60 Min. Gehzeit + 50 Min. Backzeit

100 g Haferflocken · 500 g Hafermehl · 450 ml laktosefreie Milch · ½ TL Brotgewürz · 1 gestrichener TL Salz · 1 Päckchen Trockenhefe · 1 EL Ahornsirup · 2 EL Haferschrot

1 Alle Zutaten in einer Rührschüssel zu einem Teig verkneten und eine Stunde an einem warmen Ort ruhen lassen.

2 Ein Backblech mit Backpapier auslegen und aus dem Teig ein rundes, flaches Brot formen. Das Brot nun noch einmal eine Stunde an einem warmen Ort ruhen lassen. Nach Belieben etwas Haferschrot darüber streuen und leicht andrücken. Für mehr Kruste, den Teig wie im Bild, kreuzförmig einschneiden.

3 Vor und während des Backens den Brotlaib einige Male mit Wasser besprühen bzw. bestreichen. Das Brot etwa 50 Minuten im nicht vorgeheizten Backofen bei 200 Grad backen. Ein backofengeeignetes Schälchen Wasser in den Backofen stellen, um zu verhindern, dass das Brot austrocknet.

4 Kurz vor dem Ende der Backzeit das Brot mit einem dünnen Metallstab anstechen, um zu prüfen, ob es schon durchgebacken ist. Wenn Sie eine dunklere Kruste bevorzugen, die letzten 5–10 Minuten auf der obersten Schiene backen, ansonsten auf der mittleren oder der untersten Schiene.

Hafer

Hafer ist unter den klassischen Getreiden das Gesündeste. Und im Gegensatz zu Weizen, Roggen und Gerste enthält Hafer nur wenig Gluten. Der Eisengehalt des wohlschmeckenden Rispengetreides ist beträchtlich und zusammen mit Vitamin C kann man dessen Bioverfügbarkeit noch erhöhen. Der hohe Anteil an Kalzium und B-Vitaminen ist gut für Haare, Haut und unser Nervenkostüm.

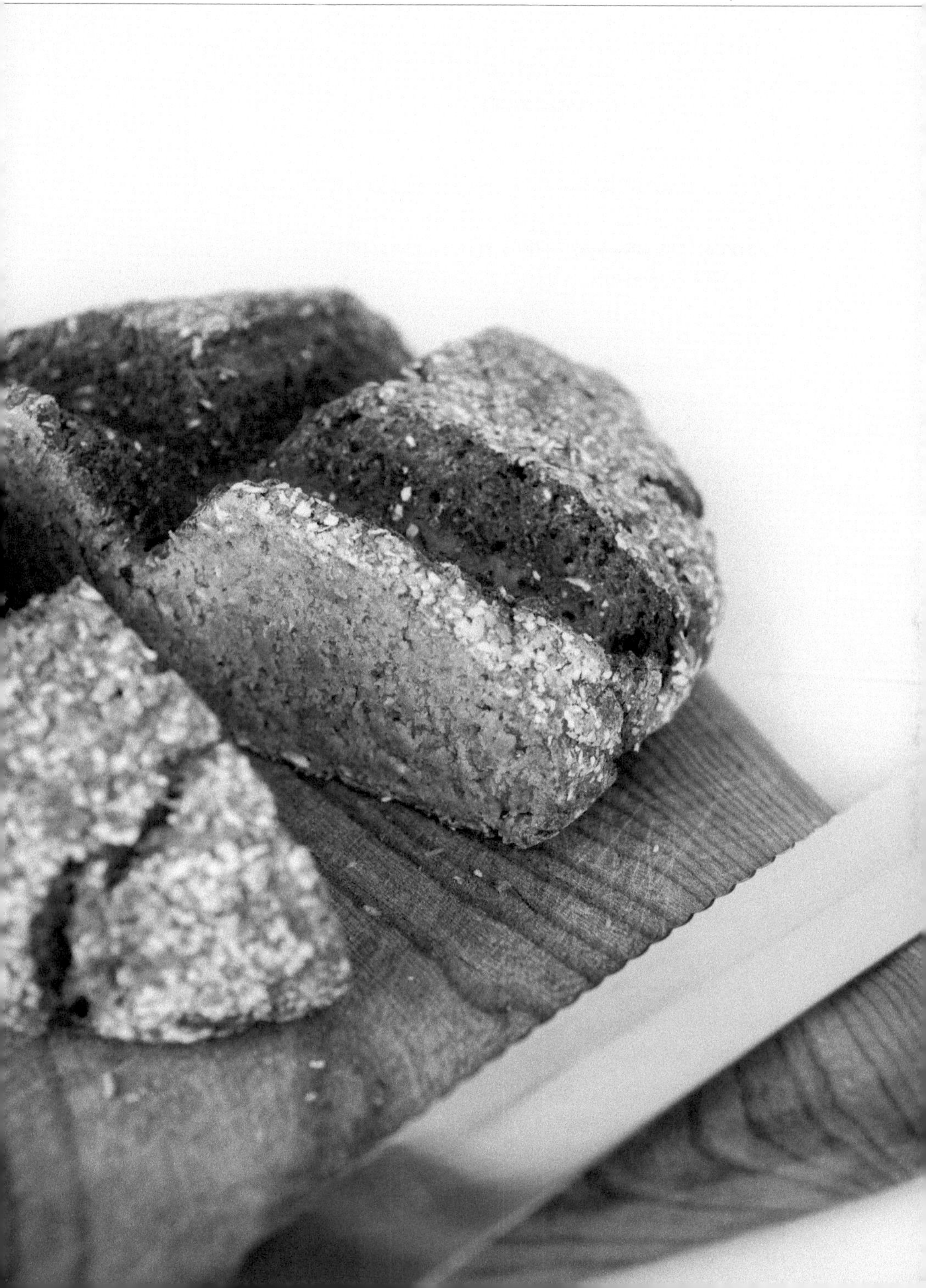

Eine reizvolle Geschmackskombination …

Buchweizen-Mais-Brot

🕘 15 Min. Vorbereitung + 60 Min. Gehzeit + 90 Min. Backzeit

- **300 g Buchweizenmehl**
- **350 g Maismehl**
- **50 g Stärke**
- **1 TL Johannisbrotkernmehl**
- **½ TL Koriandergewürz**
- **5 EL geschrotete Sonnenblumenkerne**
- **2 Päckchen Backpulver**
- **2 TL Salz**
- **3 EL Ahornsirup**
- **750 ml Sprudelwasser**

1 In einer Rührschüssel zunächst das Buchweizenmehl, das Maismehl, die Stärke, das Johannisbrotkernmehl, den Koriander, die geschroteten Sonnenblumenkörner, das Backpulver und das Salz mit einem Löffel verrühren.

2 Dann den Ahornsirup einrühren und mit einem Handrührgerät auf der niedrigsten Stufe das Sprudelwasser einrühren. Das Sprudelwasser unbedingt vorsichtig einrühren, da die Kohlensäure als Backtriebmittel benötigt wird und bei zu starkem Rühren entweicht.

3 Eine Brotbackform mit Backpapier auslegen und den Teig hineingeben. Den Backofen auf 150 Grad vorheizen und das Brot darin 90 Minuten backen.

4 Kurz vor dem Ende der Backzeit das Brot mit einem dünnen Metallstab anstechen, um zu prüfen, ob es schon durchgebacken ist. Die Backzeit kann je nach gewünschter Krustenfarbe und Krustenstärke angepasst werden.

5 Den Geschmack dieses Brotes kann man variieren, indem verschiedene Brotgewürze oder geschrotete Körner zugegeben werden. Brotgewürze enthalten zumeist Kümmel, Anis und Fenchel und sind im Reformhaus erhältlich.

Rezepte für den Brotbackautomaten

Brotbackautomaten gibt es in verschiedenen Größen. Die Rezeptvorschläge sind für Backautomaten mit einer Backschüssel von 750–1000 g. Falls Ihr Backautomat eine andere Größe hat, die Mengen bitte entsprechend anpassen.

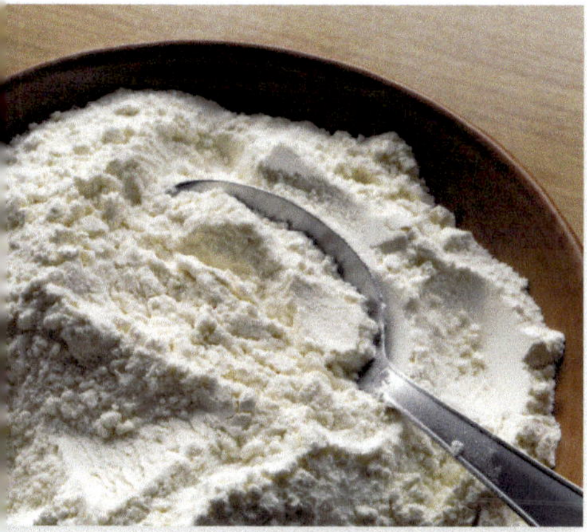

Jeder Brotbackautomat hat eigene Programme, aus denen Sie auswählen können. Da diese Programme unterschiedlich sind, wird in den Rezepten ein Programm vorgeschlagen. Es kann aber erforderlich sein, dass Sie je nach Backergebnis ein anderes Programm verwenden oder über die Bräunungseinstellungen die Backzeit etwas verlängern oder verkürzen sollten.

Je nachdem, wie Ihre persönliche Getreidetoleranz ist, können Sie die Brotbackrezepte Ihres Automatens verwenden und 1/3 bis ½ der Mehlmenge durch getreidefreie Mehle ersetzen, die weiter vorne im Ratgeber beschrieben werden, oder durch glutenfreie Ersatzmehle, die Sie im Reformhaus kaufen können.

Deutlich schmackhaftere FODMAP-arme Brote können Sie herstellen, wenn Sie das Brotbacken zu Ihrem Hobby machen und sich in die Welt der echten Sauerteige fallen lassen. Dazu braucht es nur Interesse, den Willen und die Zeit, sich in die Materie einzuarbeiten. Nach ein bisschen Beschäftigung mit dem Thema werden Sie rasch eine Expertin bzw. ein Experte im Sauerteig ansetzen, züchten, aufbewahren und füttern sein!

Nicht nur gut im Bubble-Tea …

Tapioka-Reis-Brot

◷ Backzeit ca. 3 ½ Stunden im Brotbackautomaten

250 ml laktosefreie Milch · 150 ml Wasser · 2 EL Ahornsirup · 2 EL Olivenöl · 1 TL Essig · 1 Ei · 300 g Reismehl · 170 g Kartoffelstärke · 60 g Tapiokamehl · 1 TL Xanthan · 1 Beutel Trockenhefe · ½ TL Salz

1 Zuerst die flüssigen Zutaten in den Brotbackautomaten geben. Dann die trockenen Zutaten daraufgeben.

2 Zum Backen wählen Sie ein Vollkornbrotprogramm mit einer Gesamtzeit von ca. 3 ½ Stunden.

Neutrale Mischung ideal zum Nachwürzen …

Reis-Soja-Brot

◷ Backzeit ca. 3 Stunden im Brotbackautomaten

360 ml Wasser · 2 TL Ahornsirup · 1 TL Olivenöl · 200 g Reismehl · 200 g Maisstärke · 100 g Sojamehl · 1 TL Xanthan · 1 Päckchen Trockenhefe · 1 Päckchen Backpulver · ½ TL Brotgewürz · 1 TL Salz

1 Zuerst die flüssigen Zutaten in den Brotbackautomaten geben. Dann die trockenen Zutaten daraufgeben.

2 Zum Backen wählen Sie ein Standard- oder ein Weißbrotprogramm mit einer Gesamtzeit von ca. 3 Stunden.

3 Dieses Brot eignet sich ideal, um eigene Kreationen auszuprobieren. Versuchen Sie doch mal, anstelle des Brotgewürzes Oregano oder Sesam dazuzugeben.

Saftig und aromatisch …

Buchweizen-Hirse-Brot

Backzeit ca. 3 Stunden im Brotbackautomaten

320 ml Wasser · 200 g Buchweizenmehl · 100 g Hirsemehl · 30 g Trockensauerteig · 1 Päckchen Trockenhefe · ½ TL Brotgewürz · ½ TL Salz

1 Das Wasser in den Brotbackautomaten geben. In einer Schüssel alle trockenen Zutaten vermischen und anschließend in den Brotbackautomaten geben.

2 Das Brot im Backautomaten mit einem Weißbrotprogramm von ca. 3 Stunden Backdauer backen, zumeist Programm 1 oder 2.

Kaum zu glauben, ohne Weizen …

Weizenfreies Weißbrot

Backzeit ca. 3 Stunden im Brotbackautomaten

350 ml Wasser · 2 EL Olivenöl · 300 g Reismehl · 80 g Kartoffelstärke · 80 g Maisstärke · 40 g Tapiokamehl · 1 TL Xanthan · 1 Päckchen Trockenhefe · 1 EL Zucker · 1 TL Salz

1 Zuerst die flüssigen Zutaten in den Brotbackautomaten geben. In einer Schüssel alle trockenen Zutaten vermischen und anschließend in den Brotbackautomaten geben.

2 Das Brot im Backautomaten mit einem Weißbrotprogramm von ca. 3 Stunden Backdauer, zumeist Programm 1 oder 2, backen.

3 Je nachdem wie gut Sie Milchprodukte vertragen, bietet es sich bei diesem Brot an, 100–200 g Magermilchpulver zuzugeben.

Ein Brot mit langer Tradition ...

Maisbrot

🕘 Backzeit ca. 3 Stunden im Brotbackautomaten

200 ml Wasser · 100 ml laktosefreie Milch · 1 EL Pflanzenöl · 200 g Maismehl · 100 g Kartoffelstärke · 200 g Dinkelmehl · ½ TL Guarkernmehl · 1 Päckchen Trockenhefe · 1 TL Zucker · 1 TL Salz

1 Zuerst die flüssigen Zutaten in den Brotbackautomaten geben. Dann die trockenen Zutaten daraufgeben.

2 Das Brot im Backautomaten mit einem Weißbrotprogramm oder einem Vollkornprogramm von ca. 3 Stunden Backdauer backen. Die Backdauer je nach gewünschtem Backergebnis anpassen.

Mais

Mais ist glutenfrei und stammt ursprünglich aus Mexiko. Noch heute wird in Mexiko und in den Südstaaten der USA viel Maisbrot gegessen. Vermutlich kam der Mais mit Christoph Kolumbus aus Amerika nach Europa.

Die klassischen Cornflakes und das Popcorn, das wir gerne im Kino essen, sind aus Mais hergestellt, ebenso wie Polenta, die als Beilage beliebt ist.

Auch Maiskolben als Ganzes lassen sich vielfältig zubereiten. Mit Butter, Salz und Gewürzen bestrichen schmecken sie sowohl gegrillt als auch gedünstet oder gekocht. Werden Maiskolben gekocht, sollte man das Kochwasser nicht salzen, da die Maiskörner sonst hart werden.

Nach Belieben und Geschmack würzen …

Kümmel-Hirse-Brot

◷ Backzeit ca. 3 Stunden im Brotbackautomaten

300 ml Wasser · 230 g Hirsemehl · 70 g Kartoffelstärke · 1 TL Guarkernmehl · 1 Päckchen Trockenhefe · 30 g Trockensauerteig · 1 TL Kümmel · 1 Prise Salz

1 Das Wasser in den Brotbackautomaten geben. Dann die trockenen Zutaten daraufgeben.

2 Zum Backen wählen Sie ein Standard- oder ein Weißbrotprogramm mit einer Gesamtzeit von ca. 3 Stunden. Die Backdauer je nach Backergebnis anpassen.

3 Dieses Brot eignet sich sehr gut, um eigene Kreationen auszuprobieren. Versuchen Sie doch mal, anstelle des Kümmels 1 EL frischen Thymian oder 1 EL Sonnenblumenkerne dazuzugeben.

Hirse

Hirse gehört zu den glutenfreien Getreiden und wurde in Europa im Mittelalter viel gegessen. Erst der Mais und die Kartoffel verdrängten die Hirse mehr und mehr vom Speiseplan.

Dass die Hirse heute ein Comeback feiert, liegt an ihren vielen wertvollen Inhaltsstoffen und den vielseitigen Möglichkeiten mit ihr zu kochen. Sie schmeckt sowohl in Süßspeisen als auch als Beilage für herzhafte Gerichte. Aufgrund des relativ hohen Fettgehalts ist Hirse nicht so lange haltbar wie andere Getreide und sollte nicht in zu großen Mengen gelagert werden.

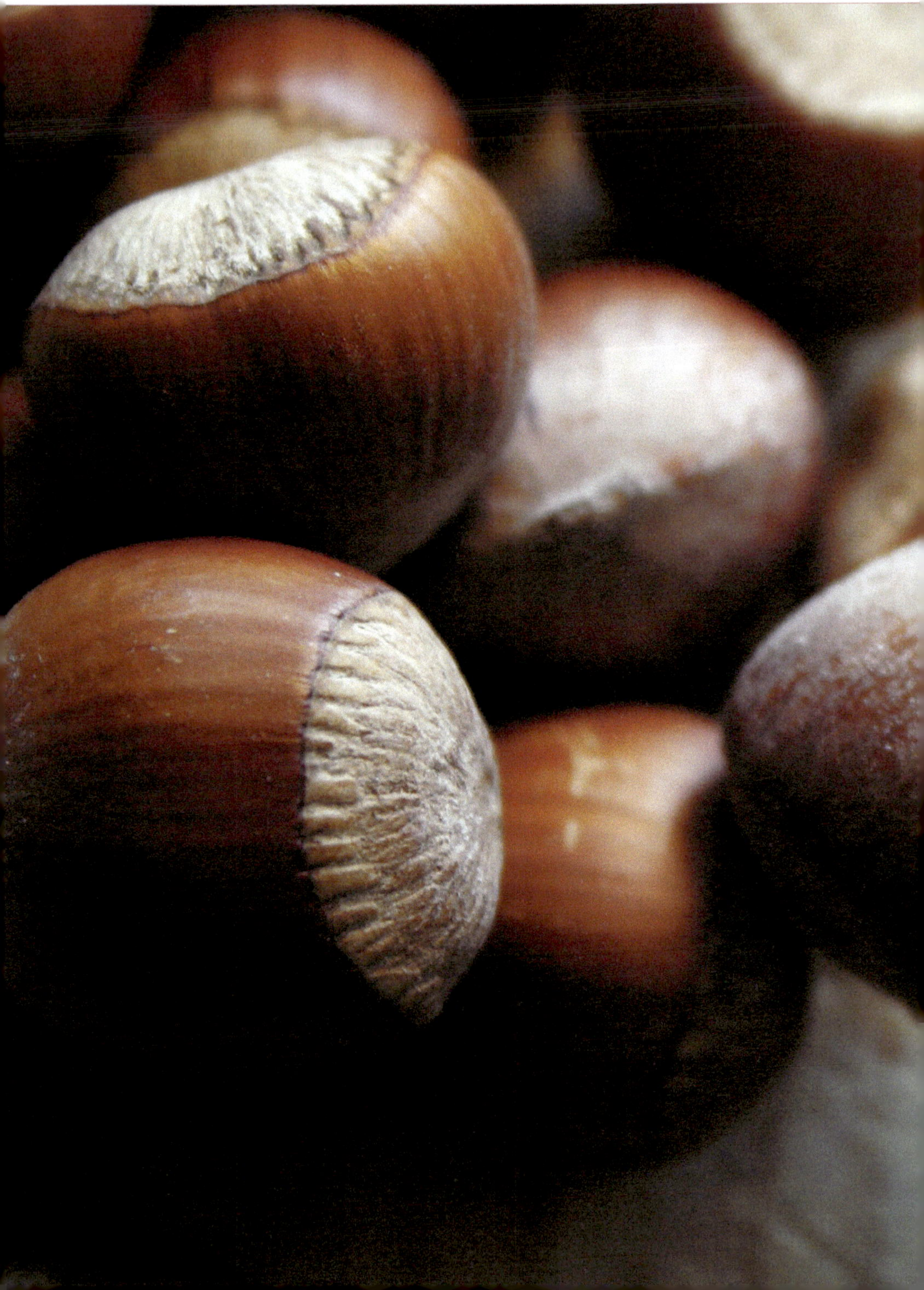

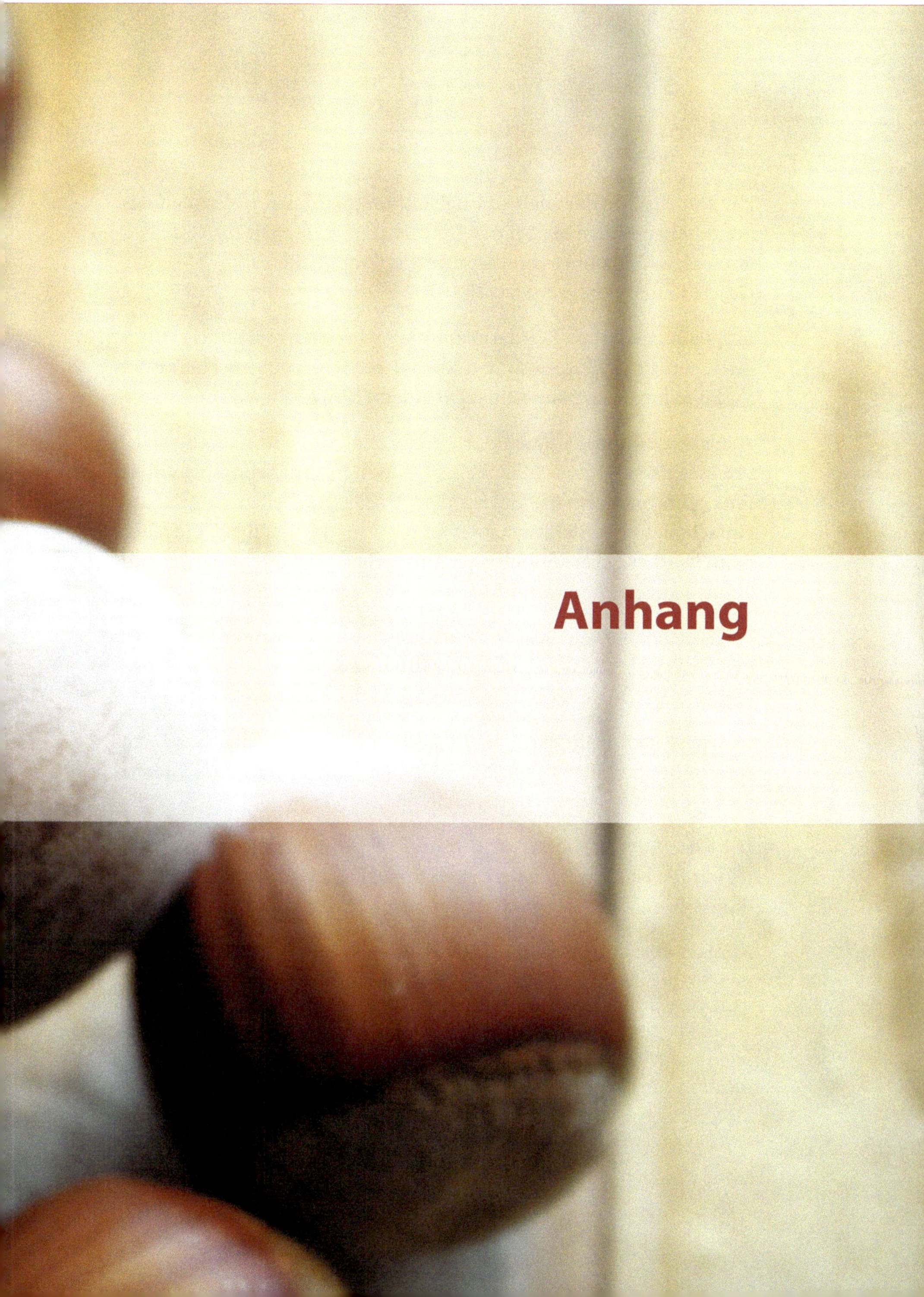

Anhang

Weitere Informationen

Die aktuellsten Versionen von Behandlungsleitlinien zu Verdauungskrankheiten finden Sie bei der Deutschen Gesellschaft für Gastroenterologie, Verdauungs- und Stoffwechselkrankheiten e.V.
Geschäftsstelle: Olivaer Platz 7, 10707 Berlin. www.dgvs.de

Empfehlungen zum Reizdarm und aktuelle wissenschaftliche Informationen zu FODMAP finden Sie bei der International Foundation for Functional Gastrointestinal Disorders (IFFGD). www.aboutibs.org

Allgemeine Informationen zur Ernährung sowie Austauschtabellen für Lebensmittel finden Sie beim Deutschen Ernährungsberatungs- und -informationsnetz. Um zu den Austauschtabellen zu gelangen, einfach den Begriff „Austauschtabelle“ in das Suchfeld eingeben, dann werden Lebensmittelaustauschtabellen für verschiedenste Situationen angezeigt, die sehr hilfreich sind. www.ernaehrung.de

Allgemeine und spezielle Informationen zur Ernährung finden sich bei der Deutschen Gesellschaft für Ernährung e.V.
Godesberger Allee 18, 53175 Bonn. www.dge.de

Hinweise auf Nährwerte und Zusammensetzung einzelner Nahrungsmittel mit übersichtlichen Angaben finden Sie beim Nährwertrechner. www.naehrwertrechner.de/naehrstoffe

Die Listen der FODMAP-armen und FODMAP-reichen Lebensmittel werden regelmäßig erweitert. Aktuelle FODMAP-Listen finden Sie unter: www.ibsdiets.org/fodmap-diet/fodmap-food-list

Kontakt zu nationalen und lokalen Reizdarmselbsthilfegruppen finden Sie bei der Deutschen Reizdarmselbsthilfe e. V. Postfach 700218, 60552 Frankfurt am Main. www.reizdarmselbsthilfe.de

Die Deutsche Zöliakie-Gesellschaft ist eine nationale Selbsthilfeorganisation und bietet ausführliche Informationen zur Zöliakie und zur glutenfreien Ernährung an. Kupferstraße 36, 70565 Stuttgart
www.dzg-online.de

Die Deutsche Morbus Crohn/Colitis ulcerosa Vereinigung (DCCV) stellt umfangreiche Informationen zur Verfügung und bietet in ihrem Webauftritt Diskussionsforen und Kontakt zu lokalen Selbsthilfegruppen. Inselstraße 1, 10179 Berlin. www.dccv.de

Österreichische Patienteninitiative Reizdarm, Im Nachbarschaftszentrum 2, 1020 Wien, Vorgartenstraße 145–157/Stg. 1/EG
www.reizdarm-selbsthilfe.at

Weitere empfehlenswerte Internetauftritte zum Stöbern und zur Suche nach aktuellsten Informationen, sortiert nach Krankheitsbildern:

Reizdarmsyndrom:
www.reizdarm.net • www.magendarm-forum.de
www.reizdarmtherapie.net
www.netdoktor.de/krankheiten/reizdarm

Chronisch entzündliche Darmerkrankungen (Morbus Crohn und Colitits ulcerosa)
www.morbus-crohn-aktuell.de • www.leben-mit-ced.de
www.netdoktor.de/krankheiten/morbus-crohn
www.netdoktor.de/krankheiten/colitis-ulcerosa
www.kompetenznetz-ced.de

Zöliakie, Weizensensitivität
www.netdoktor.de/krankheiten/zoeliakie

Weitere empfehlenswerte Internetauftritte zu Ernährung und zu allgemeinen Gesundheitsinformationen. Die allgemeinen Seiten haben jeweils eine Suchfunktion. Wenn Sie in das entsprechende Feld Ihre Erkrankung oder Beschwerden eingeben, erhalten Sie aktuelle Informationen:

Ernährung:
www.nahrungsmittel-intoleranz.com • www.fodmap.ch
www.fodmap-info.de

Allgemeine Gesundheitsinformationen
www.onmeda.de • www.apotheken-umschau.de
www.doccheck.com/de • www.gesundheit.de

Wichtige Fachausdrücke erklärt

Antikörper	körpereigenes Eiweiß, gebildet im Rahmen der Abwehrfunktion
Colitis ulcerosa	chronisch entzündliche Erkrankung des Dickdarms
Darmflora	Bakterien und sonstige Mikroben, die sich natürlicherweise im Darm befinden
Disaccharide	Zweifachzucker
Enzyme	Eiweiße, die Stoffwechselvorgänge vorantreiben
Fermentierung	Vergärung von natürlichen Substanzen durch mikrobielle Enzyme
Flatulenz	vermehrter Abgang von Darmgasen durch den After
FODMAP	Gruppe von schlecht verdaulichen kurzkettigen Kohlenhydraten und Polyolen
Fruktane	Mehrfachzucker, die sich aus Fruktosemolekülen zusammensetzen
Fruktose	Fruchtzucker
Fruktoseintoleranz	Unverträglichkeit von Fruchtzucker, die Symptome verursacht
Galaktane	Mehrfachzucker, die sich aus Galaktosemolekülen zusammensetzen
Galaktose	Einfachzucker, Schleimzucker
Gärung	Umwandlung von natürlichen Substanzen durch mikrobielle Enzyme
Gliadine	Eiweiße, die in Weizen enthalten sind
Glukose	Traubenzucker
Gluten	Klebereiweiß aus Getreide
Glutensensitivität	Empfindlichkeit gegenüber Gluten
Inulin	Polysaccharid aus mehr als 100 Fruktosemolekülen
Kohlenhydrate	Gruppe der Substanzen, die aus Einzel- oder Mehrfachzuckern bestehen
Laktase	Enzym, das Milchzucker spaltet
Laktose	Milchzucker
Laktoseintoleranz	Unverträglichkeit von Milchzucker
Lebensmittelzusatzstoff-bezeichnung	nummerische Kennzeichnung von Lebensmittelzusatzstoffen (EXXX)
Monosaccharide	Einfachzucker

Morbus Crohn	chronisch entzündliche Darmerkrankung, zumeist Dünn- und Dickdarm betreffend
Oligosaccharide	Kohlenhydrate aus 3-10 Einfachzuckern
Polyole	Alkohole, die im Lebensmittelbereich z. B. als Zuckeraustauschstoffe vorkommen
Polysaccharide	Kohlenhydrate aus mehr als 10 Einfachzuckern
Reizdarmsyndrom	funktionelle Darmerkrankung, bei der Verdauungsbeschwerden über einen längeren Zeitraum bestehen und die Lebensqualität einschränken
resistente Stärke	Stärke, die für den Menschen nicht verdaubar ist
retrogradierte Stärke	Stärke, die durch Erhitzen und folgendes Abkühlen unverdaulich geworden ist
Saccharose	Haushaltszucker
Sorbit/Sorbitol	häufig verwendeter Zuckeraustauschstoff
Viszerale Hypersensitivität	gesteigerte Schmerzwahrnehmung im Darm
Weizenallergie	echte Allergie gegen Weizenbestandteile
Weizensensitivität	Weizenunverträglichkeit (früher auch Glutensensitivität)
Zöliakie	Autoimmunerkrankung mit Überempfindlichkeit gegenüber Gluten
Zuckeralkohole	Zuckeraustauschstoffe

Stichwortverzeichnis

(Liste der Rezepte ab Seite 193)

(Liste der Rezepte ab Seite 193)

S

T

U

V

W

X

Z

Rezepte (alphabetisch)

Dank

Ganz herzlicher Dank geht an Thierry Thirvaudey, den Küchenchef der CIP Klinik Dr. Schlemmer in Bad Tölz, der die Rezepte in dieser Auflage für uns gekocht und sehr ansprechend angerichtet hat.

Bibliografische Information der Deutschen Nationalbibliothek
Die Deutsche Nationalbibliothek verzeichnet diese Publikation in der Deutschen Nationalbibliografie; detaillierte bibliografische Daten sind im Internet über http://dnb.d-nb.de abrufbar.

Printed in Germany by Elanders GmbH, D-71332 Waiblingen

ISBN 978-3-86371-206-8

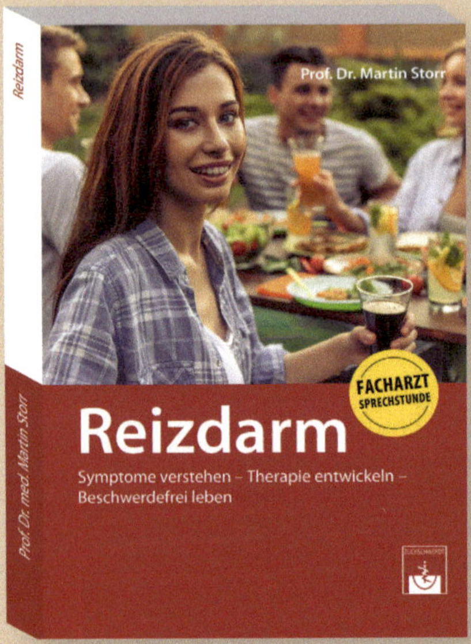

Prof. Dr. med. Martin Storr
Reizdarm
179 S., Softcover,
zahlreiche Abb. und Tab., vierfarbig,
14,8 x 21 cm
ISBN:
978-3-86371-354-6 (Print-Ausgabe)
978-3-86371-355-3 (E-Book)

Reizdarm

Bauchschmerzen, Veränderungen des Stuhls und Blähungen: das Reizdarmsyndrom geht mit vielen Symptomen einher, die den Alltag erheblich einschränken.

Und die Diagnose Reizdarm wirft viele Fragen auf: wie geht es weiter? Welche Behandlung hilft?

Aber die Schulmedizin kennt die genauen Ursachen der Erkrankung nicht, und deshalb kommt es auf Eigeninitiative an! Dieser Ratgeber hilft, die eigenen Beschwerden richtig einzuordnen und sich entsprechend zu verhalten, um ein beschwerdefreies Leben zu genießen.

- Symptome verstehen
- Therapie entwickeln
- Beschwerdefrei leben